华西医生谈战胜乙肝"三部曲"
HUAXI YISHENG TAN ZHANSHENG YIGAN "SANBUQU"

临床治愈
LINCHUANG ZHIYU

陈恩强 主编

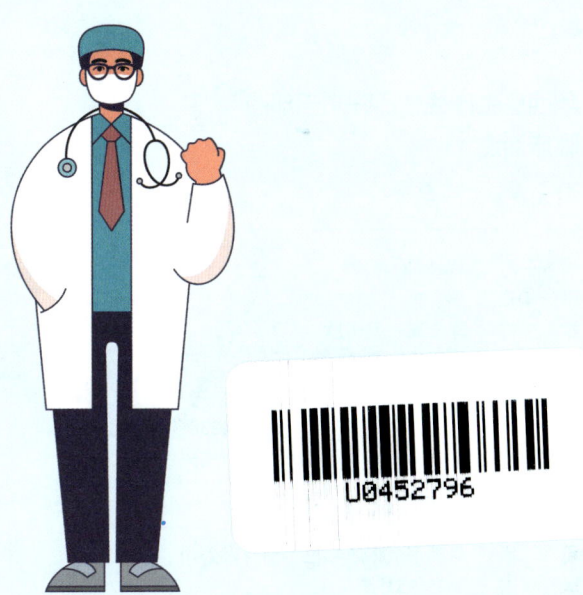

四川科学技术出版社
·成都·

图书在版编目（CIP）数据

华西医生谈战胜乙肝"三部曲".临床治愈/陈恩强主编.——成都：四川科学技术出版社，2025.5.
ISBN 978-7-5727-1820-5

Ⅰ.R512.6

中国国家版本馆 CIP 数据核字第 2025YU6538 号

华西医生谈战胜乙肝"三部曲"
临床治愈

主　编　陈恩强

出 品 人	程佳月
责任编辑	李　栎
校　　对	陈金润　尹澜欣
责任出版	欧晓春
出版发行	四川科学技术出版社
地　　址	四川省成都市锦江区三色路238号新华之星A座
	传真：028-86361756　邮政编码：610023
成品尺寸	170mm×240mm
印　　张	9.25　字　数　160 千
印　　刷	成都市金雅迪彩色印刷有限公司
版　　次	2025年5月第 1 版
印　　次	2025年5月第 1 次印刷
定　　价	89.00元（全三册）

ISBN 978-7-5727-1820-5

■ 版权所有　翻印必究 ■

邮购：四川省成都市锦江区三色路 238 号新华之星 A 座 25 层
邮购电话：028-86361770　邮政编码：610023

本书编委会

顾　问　宗志勇　雷学忠　唐　红
主　编　陈恩强

编　委（按姓氏音序排列）

陈恩强　四川大学华西医院

陈　慧　成都柯拓创新信息技术有限公司

何　芳　四川大学华西医院

李兰清　成都市公共卫生临床医疗中心

李宇靖　四川大学华西医院

刘茂竹　四川大学华西医院

卢家桀　四川大学华西医院

罗喜嘉　成都柯拓创新信息技术有限公司

宋承润　四川大学华西医院

王发达　北京协和医院

郑婷婷　成都柯拓创新信息技术有限公司

周　静　四川大学华西医院

周陶友　四川大学华西医院

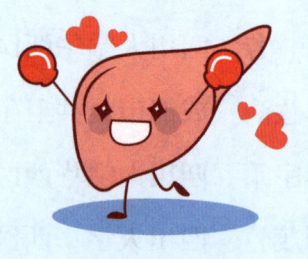

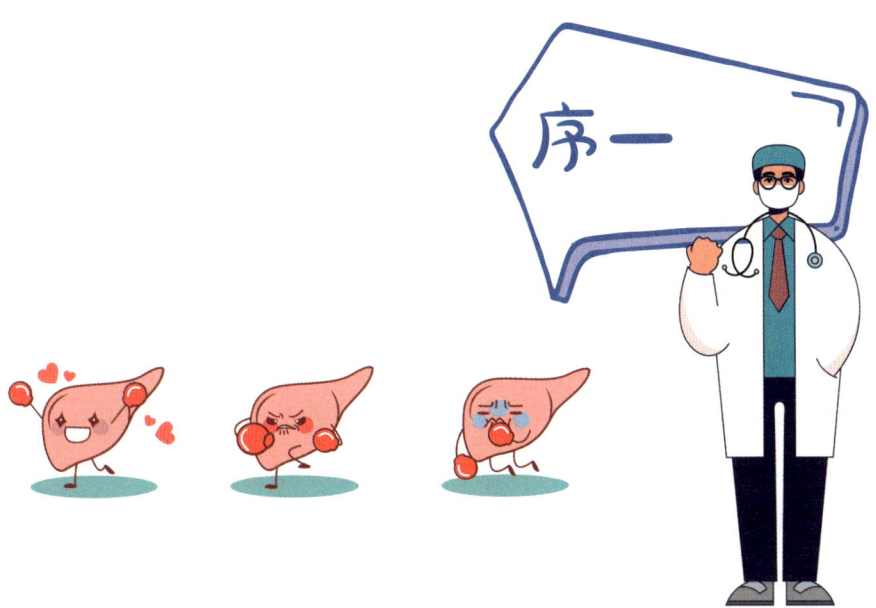

序一

作为四川大学华西医院感染性疾病中心学科主任,我满怀欣喜地为这本关于慢性乙型病毒性肝炎(简称乙肝)的科普读物撰写序言。

慢性乙肝作为全球性的健康难题,给众多患者带来了沉重负担。本书的问世,对于普及慢性乙肝知识,提升公众对慢性乙肝的科学认知和预防意识,意义非凡。

四川大学华西医院感染性疾病中心在慢性乙肝的防治领域已取得卓越成就。我们拥有先进的设备和检测技术,能够精准诊断慢性乙肝病情,为治疗提供有力依据。在治疗方面,我们不仅积累了丰富的临床经验,还积极开展科研创新,不断探索新的治疗方法、有效的治疗药物。我们的团队致力于为患者提供个体化的治疗方案,根据患者的病情、身体状况和病毒学特征,制订最适合的治疗策略。

本书详细阐述了慢性乙肝的发病机制、传播途径、诊断方法和治疗手段，内容全面且深入。特别是对干扰素治疗的优势和副作用进行了细致分析，为临床实践提供了重要参考。同时，生活管理对于慢性乙肝患者也至关重要。本书提出的饮食、作息和运动建议，具有很强的指导性和实用性。

  本书分享的多个临床治愈案例，让我们看到了积极治疗和良好生活习惯的巨大力量，相信也能为广大患者带来希望和信心。

  我坚信，本书将成为广大读者了解慢性乙肝的重要途径，有助于更好地预防和治疗这一疾病。我们也将继续努力，为慢性乙肝的防治事业贡献更多的力量。

冯萍　教授

四川大学华西医院感染性疾病中心　学科主任

2025 年 5 月

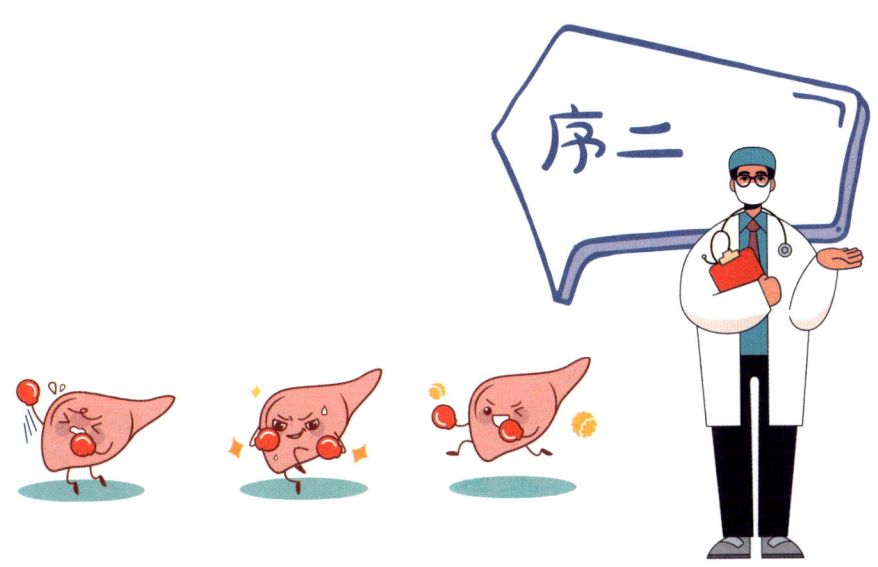

序二

在当今的健康领域，慢性乙肝始终是一个备受关注且影响众多人生活的重要问题。它如同一片笼罩在患者心头的阴霾，不仅给身体带来持续的负担，更在精神上让许多患者承受着不小的压力。然而，我们应该清晰地认识到，随着医学的不断发展与进步，慢性乙肝临床治愈已不再是遥不可及的梦想，而是有着切实可行的路径。

正是基于以上背景，作者精心编撰了这本关于慢性乙肝临床治愈的科普读物。它承载着向广大读者传递专业知识、消除慢性乙肝相关困惑与恐惧的使命，力求成为大家在对抗慢性乙肝道路上的有力帮手。

打开本书，你将开启全面且深入地探索慢性乙肝之旅。作者先从慢性乙肝疾病本身出发，用通俗易懂的语言为你剖析它的发病机制、传播途径及可能对身体造成的种种影响，让你对这个"对手"形成更为清晰的认识。紧接着，作者详细解读了慢性乙

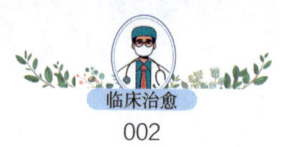

肝临床治愈的定义与标准，明确告诉你那令人期待的"胜利旗帜"究竟是什么模样的，帮助你树立正确的治疗目标。

当然，治疗手段是大家最为关心的部分，作者毫无保留地介绍了现有的各类治疗方法，从常用药物的作用原理、使用方式，到不同治疗阶段的注意事项，一应俱全。同时，也不会回避在长效干扰素治疗过程中可能出现的副作用，而是细致讲解应对之策，让你心里有底，面对治疗不忐忑。

除此之外，生活管理对于慢性乙肝临床治愈的重要性也不容忽视，书中会给出切实可行的饮食、作息、运动及心理调适等方面的建议，告诉你如何从生活点滴入手，为身体的康复加分。

无论是慢性乙肝患者本人，还是关心慢性乙肝患者的家属、朋友，抑或是对医学科普感兴趣的普通读者，相信这本读物都能为你带来有价值的信息，帮助你更好地了解慢性乙肝临床治愈这一充满希望的领域。愿每一位翻开本书的朋友，都能从中汲取力量，在追求健康的道路上迈出更加坚实的步伐。

现在，就让我们翻开书页，一起踏上这场充满希望与知识的慢性乙肝临床治愈科普之旅吧！

雷学忠　教授

四川大学华西医院感染性疾病中心　副主任

2025 年 5 月

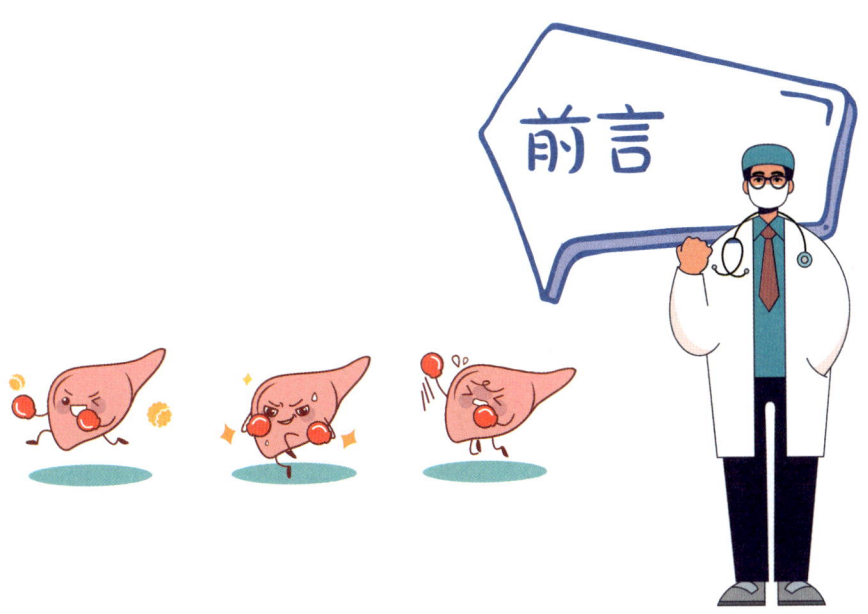

前言

肝脏，是默默守护我们身体的"忠诚卫士"，承担着解毒、合成等诸多至关重要的功能。然而，有一个隐匿且顽固的"健康杀手"常常悄无声息地对肝脏发起攻击，那就是乙型肝炎病毒（中文简称乙肝病毒，英文简称HBV）所引发的慢性乙肝。

据统计，全球有数以亿计的人正深受慢性乙肝的困扰。许多人听闻慢性乙肝，往往心生恐惧与迷茫，对病情的发展、能否治愈及怎样治疗充满了疑问。而事实上，随着医学的不断进步，慢性乙肝患者得到临床治愈已不再是遥不可及的梦想。

在这本科普读物里，我们将一同走进慢性乙肝临床治愈的世界，揭开它的神秘面纱。你会看到不同年龄、不同病情程度的患者，他们在开始面对慢性乙肝时的挣扎、之后的坚持及最终收获临床治愈的喜悦。这里既有年轻人为了不让慢性乙肝影响自己的青春梦想而积极抗争的故事，也有中年人在兼顾工作与生活压力下努力战胜慢性乙肝的经历，更有老年人在暮年之际凭借科学治疗重获健康的感人篇章。

我将详细解读慢性乙肝临床治愈的判定标准是什么，哪些因素会影响治疗方案的选择，不同治疗手段背后的原理，以及在治疗过程中可能遇到的各种情况与该如何应对等。无论你是慢性乙肝患者本人，正渴望了解摆脱疾病的方法；还是患者家属，心系亲人的健康，希望给予更好的支持与帮助；抑或是对慢性乙肝防治知识感兴趣的普通大众，这本读物都将成为你全面认识慢性乙肝临床治愈的贴心指南，帮助你用科学和信心去驱散慢性乙肝带来的阴霾，拥抱健康美好的生活。

本书内容为健康科普知识，不能作为具体的诊疗建议使用，亦不能替代执业医师面诊，仅供参考。由于编者学术水平有限，书中难免出现失误，望广大读者批评指正，以便再版时修订。

陈恩强　主任医师

四川大学华西医院感染性疾病中心

2025 年 5 月

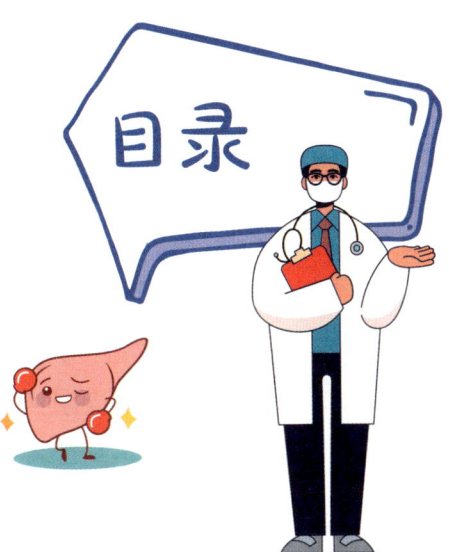

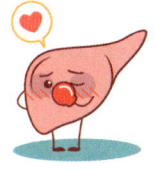 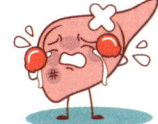 认识慢性乙肝：
揭开"沉默杀手"的面纱 ········· 001

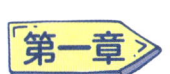 慢性乙肝临床治愈：
开启健康之门的关键密码 ········· 013

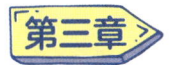 通往慢性乙肝临床治愈的"桥梁"：
主要治疗手段解析 ········· 024

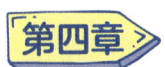 干扰素：
慢性乙肝临床治愈路上的"双刃剑" ········· 045

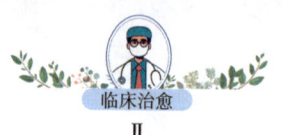

第五章 应对干扰素的副作用：
知己知彼，妥善处理 055

第六章 干扰素治疗实现慢性乙肝临床治愈：
优选对象的甄别与选择 072

第七章 实验室检查：
监测慢性乙肝临床治愈进程的"晴雨表" 088

第八章 生活管理：
为慢性乙肝临床治愈加分 110

第九章 慢性乙肝临床治愈案例分享：
点亮希望之光 118

参考文献 131
结语 133

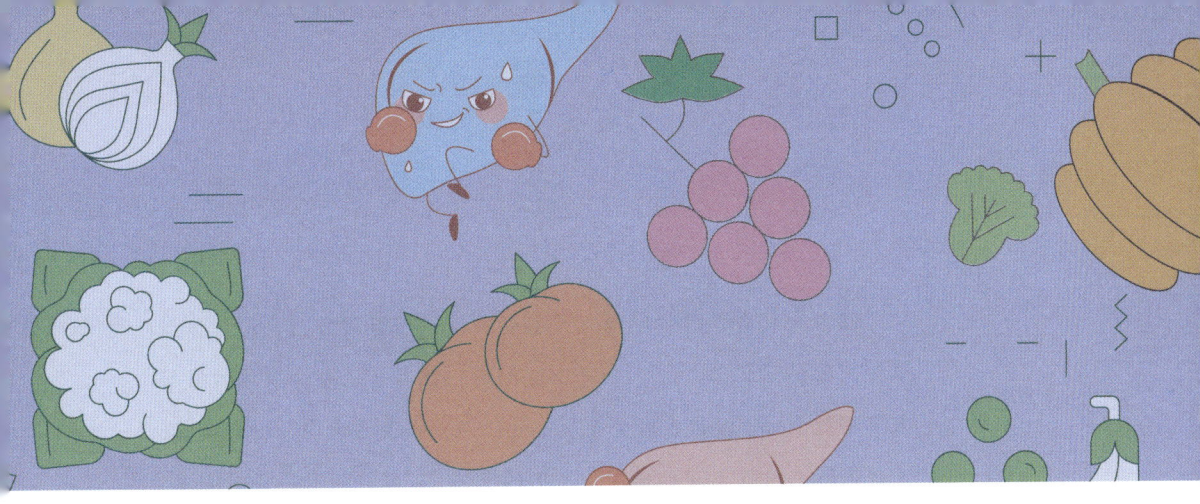

第一章 认识慢性乙肝：揭开"沉默杀手"的面纱

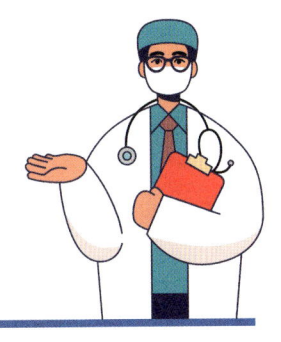

内容提要

慢性乙肝由乙肝病毒持续感染引发，分为乙型肝炎 e 抗原（HBeAg）阳性和阴性两类，且乙肝病毒具有独特构造和复制方式。

本章聚焦慢性乙肝，深入剖析其基本概念、分类、病毒学特征、全球发病概况、发病机制与特点、与其他肝脏疾病的关系，以及如何区分慢性乙肝与其他常见肝脏疾病。通过阅读上述内容，读者能够全面认识慢性乙肝。

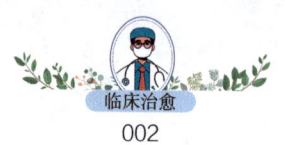

在当今社会，健康问题始终备受关注，而肝脏作为我们身体里至关重要的"化工厂"，一旦出现问题，往往会给整个身体健康带来不小的影响。慢性乙肝，就是一种让许多人谈之色变的肝脏疾病。

乙肝病毒悄无声息地潜入人们的身体，可能在很长一段时间里，感染者都毫无察觉，但它却在不知不觉中对肝脏造成持续的伤害。在全球范围内，有大量的人深受其害。所以，我们每一个人都应该高度重视慢性乙肝，积极了解它的相关知识，做好预防措施，给予患者更多的理解与关爱。现在，就让我们一起深入慢性乙肝的世界，去揭开它的神秘面纱，共同守护肝脏健康吧！

一、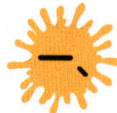慢性乙肝"真面目"：基本概念与分类

（一）揭开慢性乙肝的面纱

慢性乙肝，简单来说就是乙肝病毒在咱们身体里"赖着不走"，持续搞破坏，让肝脏出现了慢性炎症性病变的一种疾病。乙肝病毒主要通过血液、母婴及性接触这些途径悄悄地潜入人体，然后侵入肝细胞，利用里面的各种"资源"不断复制、繁殖。要是人体的免疫系统在乙肝病毒入侵后的6个月内，没能把它们彻底消灭，那它们可就长期"安营扎寨"了，慢性乙肝也就慢慢形成啦。

（二）慢性乙肝的"两大阵营"

在医学上，根据相关检查结果把慢性乙肝分为以下两类。

● **"活跃分子"——HBeAg 阳性慢性乙肝**

要是检测出 HBeAg 是阳性，那就说明乙肝病毒在身体里正"热

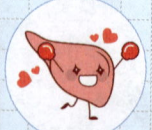

火朝天"地复制，这时，患者的传染性挺强，血液里的乙肝病毒载量（下文简称病毒载量）往往也比较高，肝细胞就老是处在被炎症攻击的状态，肝脏的炎症活动明显。所以医生在观察病情、制订治疗方案时，得时刻盯着病毒复制和肝功能的变化。

- **"隐藏高手"——HBeAg 阴性慢性乙肝**

有些患者的 HBeAg 是阴性，可别大意，通过其他检测能发现乙肝病毒其实还藏在肝细胞里，"偷偷摸摸"地进行复制活动。虽说表面上看着它没那么活跃，可对肝脏造成的慢性损伤一点儿也不少，而且这种类型的慢性乙肝更会"藏猫猫"，不容易被及时发现。病情虽说进展可能慢点，但一直存在，医生得根据具体情况不断调整治疗方法，还得密切关注肝纤维化等情况的发展。

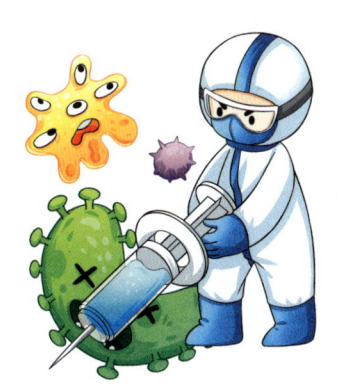

二、走进乙肝病毒的"微观世界"：病毒学特征

（一）独特的"构造"

乙肝病毒属于嗜肝 DNA 病毒，有着独特的"模样"。它由包膜和核衣壳组成，包膜上有个重要的"身份标识"——乙肝表面抗原（HBsAg），咱们在做乙肝检查的时候，需要经常关注它。在核衣壳里面，装着环状双链 DNA、DNA 聚合酶及核心蛋白等"零部件"，其中环状双链 DNA 可是关键，它就像乙肝病毒的"说明书"，带着乙肝病毒复制、繁殖等所有的"指令"，靠着这些"指令"，乙肝病毒就能在肝细胞里"大展身手"，不停地复

制、繁殖啦。

（二）忙碌的"复制旅程"

乙肝病毒在进入人体后，先是靠着自己表面的特殊"结构"，和肝细胞表面的"接收器"（受体）结合，然后顺利"钻进"肝细胞里。一进去，它就把自己的 DNA 释放到肝细胞的细胞核中，接着利用肝细胞里的各种"材料"和"工具"（物质和酶系统），照着自己的 DNA "模板"，进行转录、翻译，就这样制造出了新的乙肝病毒蛋白，还复制出了新的乙肝病毒 DNA。之后，这些新合成的"零部件"被组装成一个个新的乙肝病毒颗粒，从肝细胞里"溜出来"，再去感染其他健康的肝细胞，如此循环往复，肝脏的"麻烦"也就越来越大啦。

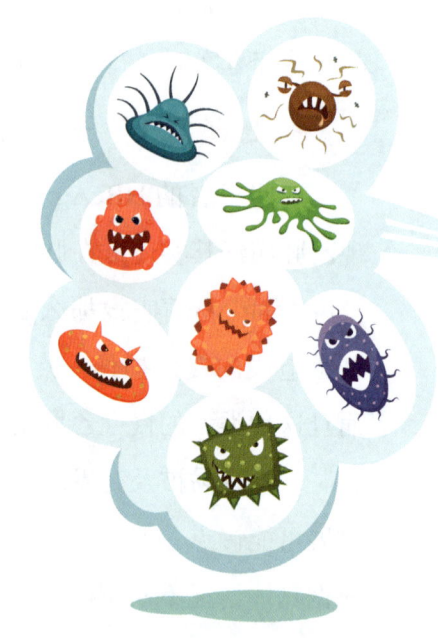

（三）狡猾的"变身术"

在复制的过程中，因为人体免疫系统的"打压"，或者抗病毒药物的作用等，乙肝病毒可能会玩起"变身术"，发生变异哦。这一变可不得了，它的一些特性就变了，原本能检测出来的"身份标识"可能就找不到了，或者变得对某些抗病毒药物有了"抵抗力"，治疗效果就大打折扣啦。乙肝病毒的前 C 区变异、P 区变异这些情况挺常见，给慢性乙肝的诊断、治疗还有病情监测都出了不少难题。

三、慢性乙肝在全球的"足迹":发病概况

(一)全球"版图"

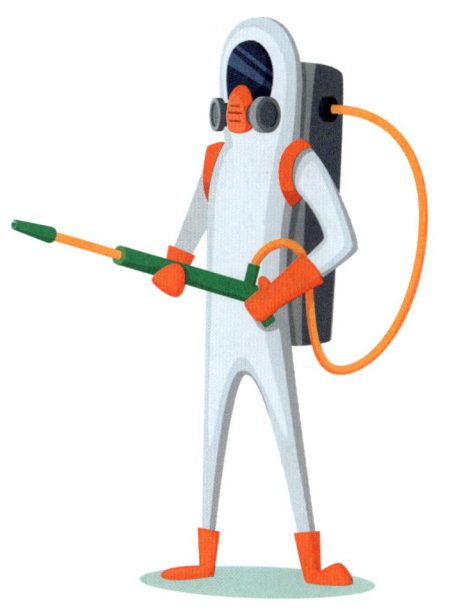

慢性乙肝可是个全球性的健康"大麻烦"。世界卫生组织发布的《2024年全球肝炎报告》显示,2022年,全球大概有2.54亿人被慢性乙肝"缠上"了,每年因为乙肝引发的肝硬化、肝癌等疾病去世的人可不少。乙肝病毒在不同地区的"势力范围"差别挺大的,非洲、亚洲及东欧部分地区属于高流行区,其"势力"强大,这些地区人群的HBsAg携带率挺高。这和卫生条件、母婴保健水平、生活习惯及医疗资源等好多因素都有关系。而欧美地区的一些发达国家属于低流行区,它的"势力"就弱些,不过因为人口流动等原因,也还有不少慢性乙肝患者需要被关注和治疗。

(二)我国的"战况"

咱们国家以前HBsAg携带率一度高达10%,不过经过这么多年大力推广乙肝疫苗接种,还有采取母婴阻断等防控措施,现在情况已经改善很多了,HBsAg携带率降到了6%以下,但毕竟咱们国家人口基数大,现在还是有2 000万~3 000万慢性乙肝患者,而且慢性乙肝依旧是咱们国家肝硬化、肝癌这些严重肝脏疾

病的"幕后黑手"之一，给患者家庭乃至整个社会都带来了不小的医疗和经济负担。

 四、慢性乙肝的"破坏之道"：发病机制与特点

（一）免疫系统和病毒的"混战"

虽然乙肝病毒悄悄地入侵人体，但咱们身体里的免疫系统那可是相当的警觉，很快就能察觉这个不请自来的"外来者"，并且迅速识别出它的抗原成分，紧接着就会启动免疫应答反应。

在免疫应答的过程里，T淋巴细胞执行的细胞免疫起着至关重要的"主力军"作用。T淋巴细胞一旦被激活，它就会立刻行动起来，去寻找那些被乙肝病毒"攻占"了的肝细胞，一心想着要把藏在里面的乙肝病毒给赶出去。不过，这时候就出现问题啦，因为病毒藏在肝细胞里面，T淋巴细胞在攻击乙肝病毒的时候，肝细胞也没办法躲开，就跟着一块儿"遭殃"了，这么一来，炎症反应就出现了。

要是免疫系统一直处在这种"高度紧张"的状态，不停地去攻击那些被乙肝病毒感染的肝细胞，那肝脏就会反复地出现炎症。时间久了，这种炎症就变成慢性的了，慢慢地，肝纤维化等一系列病变也就跟着一点点发展起来了，所以说，咱们可千万得重视起来。

（二）病毒复制的"双重打击"

乙肝病毒在肝细胞里持续复制可是"坏事成双"。一方面，它不停地制造出新的乙肝病毒颗粒，释放到血液里，传染性越来越强；另一方面，乙肝病毒复制过程中的一些"产物"，还会干扰肝细胞正常的代谢功能，让肝细胞的损伤越来越严重。就好

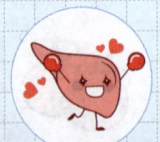

比乙肝病毒的某些蛋白成分，会去捣乱肝细胞内的信号传导"通道"，破坏肝细胞原本正常的状态，让肝细胞变得更容易受到炎症介质、自由基等的"伤害"，这样一来，病情就朝着慢性化的方向"一路狂奔"。

（三）慢性乙肝的"个性标签"

• 漫长的"马拉松"病程

慢性乙肝这个病，病程就像一场漫长的"马拉松"，常常持续好几年，甚至好几十年。患者得长期和它打交道，定期检查、持续治疗，才能控制住病情的发展。

• 狡猾的"隐身术"

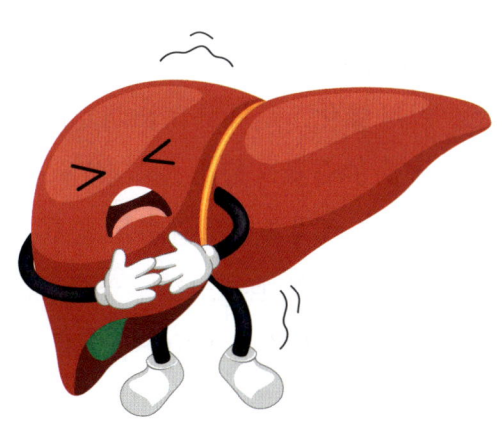

有些慢性乙肝患者在刚得病的时候，症状可隐蔽了，可能就是有点儿轻微的乏力、食欲减退，这些小毛病很容易被咱们忽略，所以病情常常很难被及时发现。好多人都是在体检或者因为别的病去医院检查时，才意外发现自己得了慢性乙肝，可这时候，肝脏已经受到一定程度的损伤了。

• 爱反复的"小脾气"

经过一段时间治疗，患者的病情好像被稳住了，肝功能指标也变好了，可一旦因为劳累、喝酒、感染其他病原体或者自

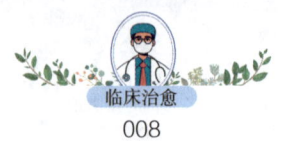

行停药等原因，慢性乙肝的"小脾气"一上来，病情又容易复发，肝功能又会不正常，肝脏炎症也会加重，所以得长期规范管理才行哦。

● **隐藏的"危险升级"**

要是慢性乙肝一直控制不好，长期的肝脏炎症就会慢慢引发肝纤维化，肝纤维化再发展就变成肝硬化了，而肝硬化要是继续恶化，还可能发展成肝癌，这可是非常严重的后果呀。

五、慢性乙肝引发的"连锁反应"：与肝纤维化、肝硬化、肝癌的关系

（一）肝纤维化——肝硬化的前奏

肝纤维化，是肝脏在长期受伤后的一种自我保护性变化，不过这种保护有点"好心办坏事"。在慢性乙肝病程中，因为乙肝病毒一直在那儿捣乱，让肝脏老是有炎症，咱们的身体就想办法修复受损的肝细胞和组织，于是肝脏里的纤维组织就开始增多，就跟皮肤受伤后会长瘢痕一样。刚开始的时候，可能只是局部有点儿肝纤维化，可要是慢性乙肝一直没治好，炎症不停歇，纤维组织就会越来越多，慢慢地把肝脏原本正常的结构和功能都破坏了，肝脏也会变得越来越硬，这就给肝硬化的发生埋下了隐患，就好像在为肝硬化的到来悄悄铺好了路。

（二）肝硬化——健康的大危机

当肝脏里的纤维组织增多到一定程度，肝脏原本好好的小叶结构就被大量的纤维组织给"切割"、破坏了，然后形成了一种

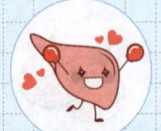

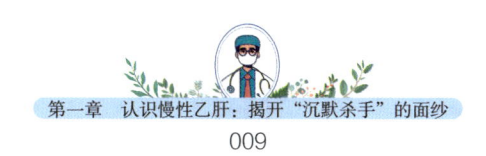

叫假小叶的东西，肝脏里正常的血液循环也跟着乱了套，就像交通堵塞一样，这个时候，肝硬化就出现了。慢性乙肝可是咱们国家肝硬化常见的"元凶"之一。一旦得了肝硬化，肝脏的功能可就被严重损害了，会出现好多麻烦事儿。像肚子里开始积水（腹水）呀，食管和胃连接地方的那些血管变得又粗又鼓（食管胃底静脉曲张），容易破裂出血，还有脾脏也变得"亢奋"起来（脾功能亢进），把好多血细胞都破坏掉了。这些情况一旦出现，患者的生活质量那可就直线下降了。而且肝硬化这个病，一般会越来越严重，其预后不太好，所以得赶紧积极治疗，还要精心护理，尽量延缓病情发展，减少并发症的出现。

（三）肝癌 —— 可怕的结局

肝硬化已经够让人头痛了，慢性乙肝还是通向更可怕的肝癌的"桥梁"。慢性乙肝就像一个幕后推手，先是让肝脏长期处在慢性炎症状态，接着引发肝纤维化，再一步步发展到肝硬化，这一连串的变化，让肝癌发生的概率大大增加了。不仅如此，乙肝病毒身上还有些"坏家伙"，比如乙肝病毒 X 蛋白，它就像个"捣乱分子"，偷偷钻进肝细胞里面，去干扰肝细胞正常的基因表达，打乱原本有序的信号传导，让肝细胞慢慢地"走上歪路"，发生癌变。在医院里，好多得肝癌的患者都有慢性乙肝的病史。所以，对于慢性乙肝患者来说，定期去做肝癌的筛查那可是重中之重，就好比给身体装上了"警报器"。像通过检测甲胎蛋白这个指标，看看数值有没有异常，还有给肝脏做超声检查，看看肝脏里面有没有长出什么不好的东西。要是能早早发现肝癌，那治疗效果就会好很多，患者继续健康生活的机会也就大大增加了。

六、慧眼识慢性乙肝：与其他肝脏疾病的鉴别诊断

（一）和慢性丙型病毒性肝炎"划清界限"

慢性丙型病毒性肝炎简称慢性丙肝，和慢性乙肝一样，也是病毒感染引起的慢性肝脏疾病，不过它是由丙型肝炎病毒（中文简称丙肝病毒，英文简称HCV）导致的。这两种病在传播途径上有部分重合，都能通过血液传播，不过慢性丙肝通过输血、针刺这些途径传播更常见些。在临床表现上，它们都可能有乏力、食欲减退这些症状，但慢性丙肝患者出现黄疸的情况相对少一些。从实验室检查来看，检测"乙肝两对半"能发现乙肝病毒相关标志物异常，而慢性丙肝得通过检测丙肝抗体及丙肝病毒RNA才能确诊，这就是它们在诊断上的关键区别，通过这些，咱们就能把它们分得清清楚楚。

（二）远离对酒精性肝病的"误认"

酒精性肝病，一听名字就知道和饮酒有关系。它主要是由长期大量饮酒引起的肝脏疾病。得这个病的人一般都有长期酗酒史，饮酒量通常超过一定标准，像男性平均每天饮酒折合乙醇量≥40g，女性≥20g，而且还得持续饮酒挺长时间才会得。在症状方面，早期可能有点右上腹不舒服、轻度乏力这些脂肪肝相关的症状，随着病情发展，也会出现肝纤维化、肝硬化这些情况。和慢性乙

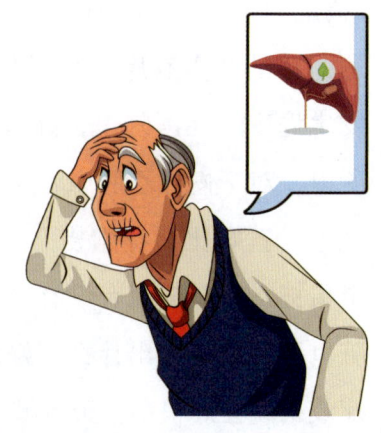

肝不一样的是，它没有乙肝病毒感染的证据，通过询问患者的饮酒史，再做一下肝功能、肝脏超声这些检查，结合乙肝相关检测阴性的结果，就能把它和慢性乙肝区分开，可别弄混淆了哦。

（三）告别与非酒精性脂肪性肝病的"混淆"

非酒精性脂肪性肝病，大多和肥胖、糖尿病、高脂血症这些有关，就是只有肝脏里的脂肪堆积太多了，才出现的肝脏病变。得这个病的患者一般体形都比较胖，还可能伴有血糖、血脂这些代谢指标不正常。在症状上，患者早期大多没什么明显症状，后期可能会出现类似慢性肝炎的表现。如检测乙肝病毒相关标志物是阴性的，再结合患者的体重、代谢指标及肝脏影像学检查（如肝脏超声显示肝脏有脂肪变性这些特征）等情况，就能把它和慢性乙肝区分开，这样就不会搞错啦。

（四）避免对自身免疫性肝病的"错认"

自身免疫性肝病是一组由自身免疫出问题导致的肝脏疾病，包括自身免疫性肝炎、原发性胆汁性胆管炎、原发性硬化性胆管

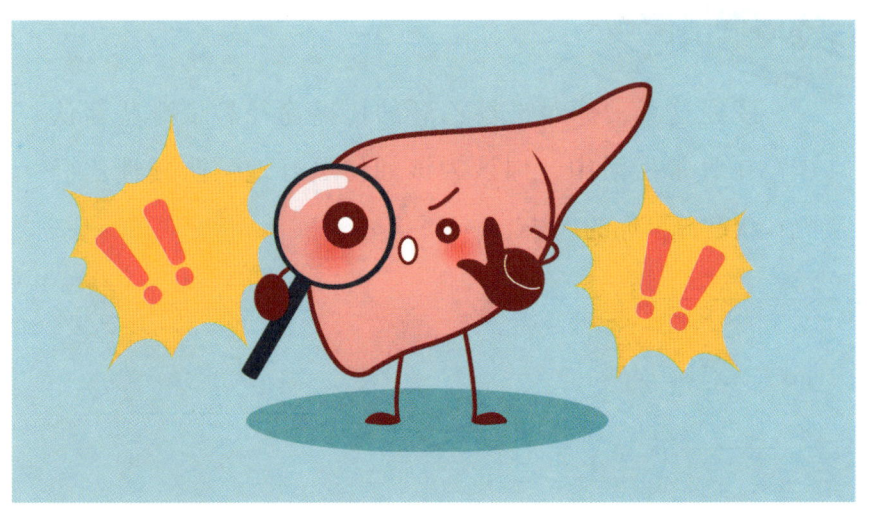

炎这些类型。这类病呀,女性患者比较多,除了有乏力、黄疸这些常见的肝脏疾病症状外,还常常伴有一些自身免疫性疾病的相关表现,像关节疼痛、皮疹这些。在实验室检查方面,会出现一些自身抗体(比如抗核抗体、抗平滑肌抗体、抗线粒体抗体等)阳性的情况,而乙肝病毒相关标志物检测结果通常都是阴性的。根据这些特点,就能把它和慢性乙肝区分开,咱们可要看仔细哦。

小结

了解慢性乙肝的方方面面,不管是对患者自己,还是对普通大众来说,都特别重要:患者能更好地配合医生治疗、监测病情,提高生活质量,延缓疾病进展;普通大众也能更重视预防。推广乙肝疫苗接种这些措施,能让慢性乙肝的发病率降得更低,减轻它给社会带来的危害。

互动思考

读完这章,你对慢性乙肝的传播途径有了哪些新认识?在日常生活中,你认为该如何更好地预防慢性乙肝呢?欢迎分享你的想法。

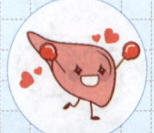

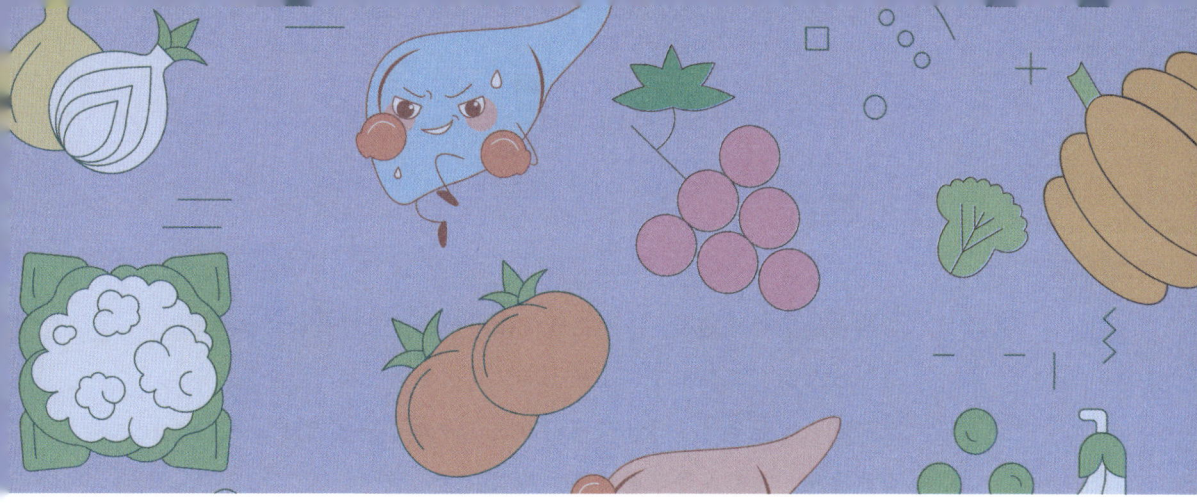

第二章 慢性乙肝临床治愈：
开启健康之门的关键密码

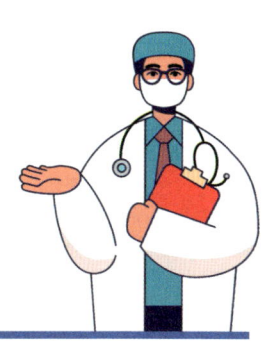

内容提要

本章围绕慢性乙肝临床治愈展开，详细解释了慢性乙肝临床治愈的概念，即并非彻底清除乙肝病毒，而是达到特定状态。阐述了慢性乙肝临床治愈的关键指标，如 HBsAg 消失、维持病毒学应答等，还通过表格对比了慢性乙肝临床治愈前后关键指标的变化。深入探讨了临床治愈对慢性乙肝患者生活质量的改善及降低严重疾病风险的重要意义，并明确了临床治愈与彻底治愈的区别，旨在让读者清晰了解慢性乙肝临床治愈的内涵与价值。

在健康的道路上，慢性乙肝就像一个隐藏在暗处的"绊脚石"，给许多人的生活带来了不小的影响。我们常常听闻"乙肝"这个词，也知道它可能会让身体出现各种状况，可对于慢性乙肝临床治愈这一关键点，大家或许了解得还不够深入呢。

得了慢性乙肝的人，每天都在担心病情会不会加重，自己的身体还能不能恢复如初，生活也仿佛被一层阴霾笼罩。临床治愈，就像是那穿透阴霾的一束光，给他们带去了重新拥抱健康生活的希望。但这束光到底意味着什么？达到临床治愈需要满足哪些具体的要求？它又有着怎样至关重要的意义呢？这一系列的疑问，相信不仅是患者迫切想知道的，也是众多关心乙肝防治的人们所好奇的。接下来，咱们就一起深入探寻一下慢性乙肝临床治愈那些事儿，把这些疑问一一解开，让大家对它有个清楚的认识。

一、探寻慢性乙肝临床治愈的"真相"

（一）何为慢性乙肝临床治愈？

慢性乙肝临床治愈，可不是说要把体内所有乙肝病毒彻彻底底清除干净，这是很难做到的。其实，它更像是一种状态。就好比我们在马路上设置了一些"信号灯"，只要这些"信号灯"显示出特定的状态，我们就可以判断乙肝病毒在体内已经变得"安分守己"了，这个时候就算是达到临床治愈的状态啦。

（二）关键"信号灯"有哪些？

那这些"信号灯"具体是什么呢？其中一个重要的"信号灯"就是HBsAg消失了。大家可以把HBsAg想象成乙肝病毒

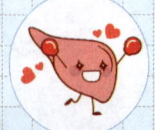

在身体里"安营扎寨"的一个明显标志,它没了,就意味着乙肝病毒的"嚣张气焰"被打压下去了。而且呢,在 HBsAg 消失的同时,还可能伴有或者不伴有乙肝表面抗体(抗-HBs)出现。抗-HBs 就像是我们身体里的"卫士",要是它出现了,就说明身体对乙肝病毒有了更强的防御能力。

另外一个关键的"信号灯"就是在停止治疗后,身体还能维持病毒学应答。简单来说,就是通过检测发现乙肝病毒不再像以前那样大量复制、兴风作浪了,处于一种被抑制的状态,这也是判断临床治愈很重要的一点。

总的来说,当这些指标都达到要求了,就相当于乙肝病毒在体内已经被管控得很好了,这就是慢性乙肝临床治愈的含义所在。

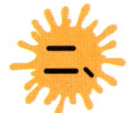

二、明晰慢性乙肝临床治愈的各项标准

(一)指标对比一目了然

为了让大家更清楚地了解慢性乙肝临床治愈的标准,我们可以通过表 1 这个简单的表格来看一下慢性乙肝临床治愈前后部分关键指标的理想状态对比。

表 1　慢性乙肝临床治愈前后部分关键指标的理想状态对比

指标	治疗前可能的状态	临床治愈标准状态
HBsAg	阳性 (表示感染乙肝病毒)	转阴 (消失)
抗-HBs	阴性或阳性 (多为阴性)	阴性或转阳 (出现意味着身体防御力更好)

续表

指标	治疗前可能的状态	临床治愈标准状态
HBV DNA 定量检测	不同程度地高于检测下限（提示乙肝病毒复制活跃程度）	低于检测下限（说明乙肝病毒基本不再复制）
肝功能指标	可能有不同程度升高（提示肝细胞受损）	恢复正常范围（肝功能恢复正常）
肝硬度值检测	根据病情可能存在肝纤维化情况，数值较高（反映肝脏质地改变）	接近正常肝硬度值（肝纤维化改善或恢复正常）

从表1里能一目了然地发现，临床治愈有几个重要的指标要求。

（二）各项指标的重要意义

• HBsAg 转阴是关键

HBsAg 必须转阴，这可是一道非常关键的"门槛"哦，只有跨过了这道"门槛"，才有可能达到临床治愈的标准。毕竟，HBsAg 是乙肝病毒感染的一个重要标志物，它要是一直存在，就意味着乙肝病毒还在体内有着不小的"存在感"。

• 病毒复制被抑制

再来说说 HBV DNA 定量检测这一项，检测结果得低于检测下限才行（要是条件允许的话，最好采用高敏 HBV DNA 定量检测）。这意味着乙肝病毒在咱们体内已经不能再像之前那样大量复制了，它的活跃程度被狠狠地抑制住了。因为乙肝病毒大量复制会对肝脏造成持续伤害，所以只有把它的活跃程度降下来，肝脏才能"喘口气"。

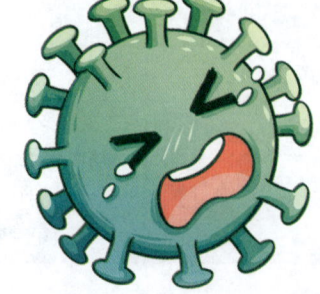

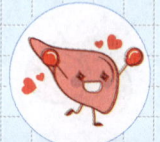

另外，HBV RNA 也不可忽视。悄悄跟你说，HBV RNA 这个指标也很重要。它能反映乙肝病毒在咱们身体里搞"小动作"的情况，也就是乙肝病毒的转录活动情况。在判断是不是达到慢性乙肝临床治愈的时候，如果发现 HBV RNA 根本检测不到了，或者它的含量处在极低的水平，这意味着啥呢？这就说明呀，乙肝病毒可不光是复制被咱们给摁住了，就连后面那些转录之类的活动也差不多都停下来了。就好像一辆车，不仅发动机不转了（复制被抑制），连那些带动其他部件运转的传动装置（转录等活动）也都不能动弹啦，这是病情被控制得很好，正朝着临床治愈方向发展的一个特别重要的表现。所以说，在判断慢性乙肝临床治愈的时候，可千万不能小瞧 HBV RNA 这个指标。

• 肝功能恢复正常

肝功能指标像谷丙转氨酶（ALT）、谷草转氨酶（AST），可是咱们平日里判断肝细胞有没有受损的"好帮手"，也不容忽视哦。在正常情况下，它们在血液中的含量是相对稳定的，一旦肝细胞遭到乙肝病毒的"侵袭"，它们就会发出警报，数值噌噌往上升。要是达到了临床治愈的状态，它们就必须得乖乖回到正常的范围里去。这意味着肝细胞已经不再被乙肝病毒"欺负"了，又可以正常地履行代谢、解毒等各种重要的职责了。就好像一台之前老是出故障、动不动就"罢工"的机器，经过一番精心修理，现在又能顺顺利利、稳稳当当地正常运转起来啦，这可是病情好转、趋向临床治愈的重要表现之一。

• 肝纤维化改善

再来说说肝硬度值检测这方面吧。大家要知道，如果因为慢

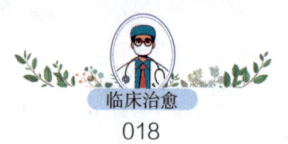

性乙肝病情的影响，肝脏长时间处于"水深火热"之中，就容易出现纤维化的情况，这时候去做肝硬度值检测，数值往往就会偏高。可一旦达到临床治愈的状态，这个数值就应该慢慢地接近正常肝脏的硬度值。这可太关键了，因为这就代表着肝纤维化的情况得到了实实在在的改善，甚至可以说已经基本恢复正常了。就好比之前受过伤、变得"伤痕累累"的肝脏，经过细心地"调养"和"修复"，又一点点变回健康的模样，这也从侧面说明了慢性乙肝对肝脏造成的损伤正在慢慢被修复。

• 肝穿刺活检的价值

肝穿刺活检在评估慢性乙肝临床治愈方面也有着无可比拟的价值。肝穿刺活检，就是医生用特制的穿刺针，在超声引导下，从肝脏里取出一点儿组织，然后放在显微镜下仔细观察。通过这个方法，可以非常直观地看到肝脏组织内部的好多细节。比如，能清楚地看到肝脏里炎症细胞的多与少，要是在临床治愈的状态下，炎症细胞应该很少，这说明肝脏里基本没什么炎症反应在"捣乱"了；还能看到肝细胞的形态是不是正常——正常的肝细胞是规规矩矩、整整齐齐的，要是达到临床治愈，肝细胞就不会再有那种"病恹恹"、变形或者坏死的样子了。再有呢，就是能精准地判断肝纤维化到底到什么程度了，患者之前要是有肝纤维化，随着病情往临床治愈发展，通过肝穿刺活检就能发现肝纤维化的程度越来越轻，纤维组织不再像之前那样"疯长"，而是慢慢减少，变正常了。而且肝穿刺活检还能对乙肝病毒共价闭合环状DNA（HBV cccDNA）进行检测。HBV cccDNA在乙肝病毒的复制过程中可是起着关键作用，它就像一个"种子库"，能够持续不断

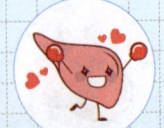

地为乙肝病毒的复制提供"原材料",让乙肝病毒可以在肝脏里"生根发芽",即使血液中的乙肝病毒被药物等抑制住了,只要这个 HBV cccDNA 还存在,就有再次引发乙肝病毒大量复制的风险。在临床治愈的评估中,如果通过肝穿刺活检发现 HBV cccDNA 的含量极低甚至检测不到了,那就意味着乙肝病毒在肝脏里"卷土重来"的可能性大大降低了。这可是一个非常重要的指标,说明机体对乙肝病毒的控制已经达到了相当深的程度,是判断是否真正实现临床治愈的关键依据之一。所以,肝穿刺活检就像给肝脏做了一次全方位的"深度体检",它给出的这些结果,能让医生更加准确、更加有底气地判断患者到底有没有达到临床治愈的状态,在整个评估过程中可是起着"定海神针"一样的关键作用。

只有当上述指标达到相应的标准,我们才能判定慢性乙肝患者达到了临床治愈的状态。

三、领悟临床治愈的重要意义

(一)提高生活质量

慢性乙肝患者在得病的那段日子里,那可太遭罪了,身体和心理都压着重重的负担呢。而一旦达到临床治愈,那生活质量的改善是在方方面面都能感觉到的。

就拿身体不适症状来说吧,相关研究数据显示,在患病期间,有 70%~80% 的慢性乙肝患者会经常感到乏力,这种乏力感可不是轻微的,而是会严重影响到他们日常活动的程度,就像身上背着重重的壳一样,稍微活动一下就累得不行。而且 60%~70% 的患者存在不同程度的食欲缺乏,他们看着一桌子好

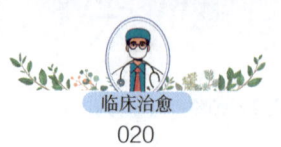

吃的，就是没有胃口，吃啥都不香，长时间这样，营养摄入不足，身体也越来越虚弱。

然而，在实现临床治愈后，情况就大不一样了。据统计，大部分实现临床治愈的患者表示乏力症状得到了明显缓解，之前那种做什么事儿都提不起劲儿的状态逐渐消失了，力气慢慢回来了，日常活动不再受到限制，又能像健康人一样去运动、工作了。同时，多数实现临床治愈的患者胃口明显变好，食欲基本恢复到正常水平，能够正常地享受美食，摄入充足的营养来维持身体的健康了。

我认识一位李先生，得慢性乙肝好多年了。以前，他因为老是觉得乏力，工作的时候总是有心无力，重要的任务根本接不了，也没办法像从前那样陪着家人出去游玩，心里别提有多憋屈了。而且，因为得了这个病，他心里老是七上八下的，担心病情

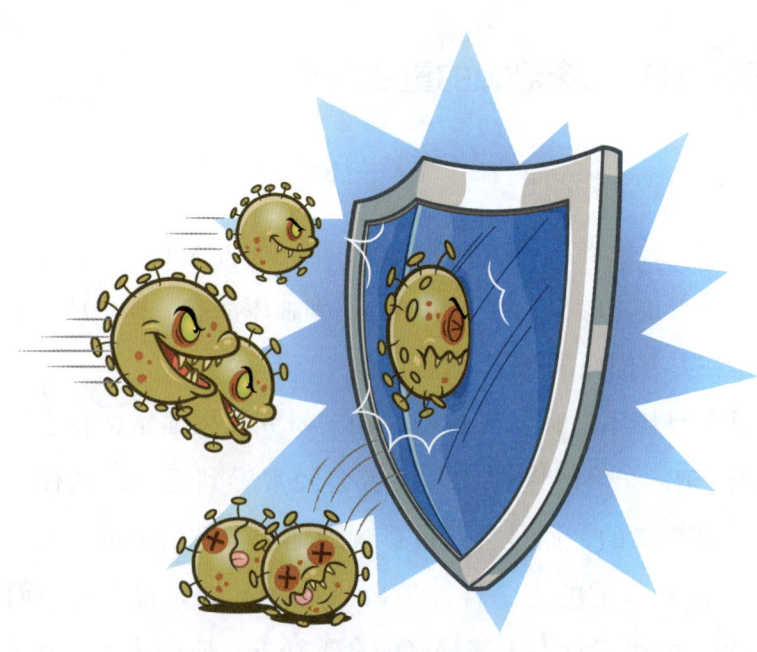

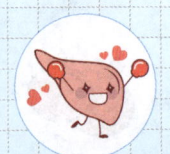

越来越糟糕,还怕把病传染给家人,心理负担可重了。后来经过好好治疗,达到了临床治愈的标准,嘿,整个人都不一样了。他乐呵呵地跟我说:"现在我感觉身上又有使不完的劲儿了,工作起来可有干劲了,再也不用怕因为身体不给力拖后腿了,心里那块大石头也总算落地了,能开开心心地陪着家人出去走走逛逛了,这感觉太棒啦!"像李先生这样的情况可多了,临床治愈确实有能让患者重新找回正常生活和工作的本事,使患者从身体到心理,都轻松不少。

(二)降低严重疾病的发生风险

慢性乙肝要是没控制好,就跟个"定时炸弹"似的,随时可能惹出大麻烦——像肝硬化和肝癌这些,可都是要命的大问题呀。不过呢,临床治愈在降低这些严重疾病的发生风险上,作用可大着呢。

有专门的研究统计过,那些实现了临床治愈的慢性乙肝患者,跟没达到临床治愈的患者比起来,往后发展出肝硬化的风险能降低80%左右,得肝癌的风险更是能降低50%以上。这些数据可不是闹着玩儿的,而是实实在在地说明了临床治愈对患者有多么重要,那就是能让患者被这些可怕疾病"缠上"的可能性变小好多,能让他们心里踏实许多,不用成天担心以后病情会变得更严重。

就说张大姐吧,以前她老是担心自己的慢性乙肝病情会越来越严重,每次去医院复查的时候,心里都特别紧张,就怕听到啥不好的消息。后来经过不停地治疗,终于达到临床治愈了,医生对她说:"只要你继续保持健康的生活方式,以后得肝硬化、肝癌的可能性就小多了。"张大姐一听,心里的担忧一下子就少了一大

半，对往后的日子也充满了信心，整个人的精气神儿都不一样了。

所以，慢性乙肝临床治愈的意义真的非常重大，它不仅能让患者摆脱疾病带来的身体不适和心理负担，重新过上正常的生活，还能在很大程度上阻断通往肝硬化、肝癌这些严重疾病的道路，给患者的未来增添了一份可靠的保障。

四、分清临床治愈与彻底治愈

在慢性乙肝抗病毒治疗领域，临床治愈和彻底治愈是两个不同的概念，有着明显的区别。

临床治愈，也被称作功能性治愈，它意味着经过一系列规范的抗病毒治疗后，患者的身体状况发生了积极的改变。具体表现为，体内持续检测不到 HBV DNA 了，这就好比乙肝病毒的"复制工厂"被关停，不再大量制造新的乙肝病毒了。同时，HBsAg 转阴，还出现了抗 -HBs，这说明机体自身的免疫系统开始"发威"，对乙肝病毒有了很好的应对能力，肝脏的生化指标也逐渐恢复正常，炎症慢慢消退，肝功能得以改善，患者后续患上肝硬化、肝癌这些严重肝脏疾病的风险也随之大幅度降低。不过要知道，即便达到临床治愈，肝细胞内可能还留存着像 HBV cccDNA 这类物质，虽然它们暂时不会对身体造成太大影响，但患者仍需要定期去医院做检查来监测身体情况。

而彻底治愈可就是一种极为理想的状态了，其要求更高，指患者体内所有和乙肝病毒相关的成分，不管是藏在肝细胞里的 HBV cccDNA，还是整合到人体基因组里的 HBV DNA 等，全都被彻底清除干净。患者的身体就跟从来没被乙肝病毒"光顾"过

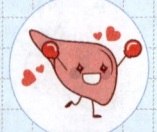

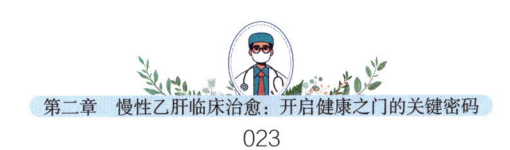

一样，完全恢复到健康状态，再也不用担心慢性乙肝带来的任何隐患了。只是以现在的医疗技术水平，想要实现彻底治愈慢性乙肝还存在很大的难度，所以临床治愈便成了当下患者和医生们努力去争取达到的一个较为实际的目标啦。

小结

弄明白慢性乙肝临床治愈的相关情况意义重大。对患者来说，知晓临床治愈标准，比如 HBsAg 转阴、肝功能指标恢复正常等，就有了治疗目标，能明差距、增动力。明白其意义，知晓症状会减轻、风险会降低，患者心里就有希望，不再惧怕疾病。患者家人了解后，可更好地协助患者做检查、关注相关指标；知道患者的病情会变好，心里踏实，能更安心地照顾患者、给予鼓励。关心慢性乙肝防治的普通人，了解这些知识，能知晓助人方法，宣传防治知识，鼓励患者治疗，重视并推动早期筛查，提升社会防治意识，助力抗击慢性乙肝。

互动思考

在了解了慢性乙肝临床治愈的意义后，你觉得它对慢性乙肝患者的心理会产生怎样的影响？如果你身边有慢性乙肝患者，你会如何鼓励他们追求临床治愈？

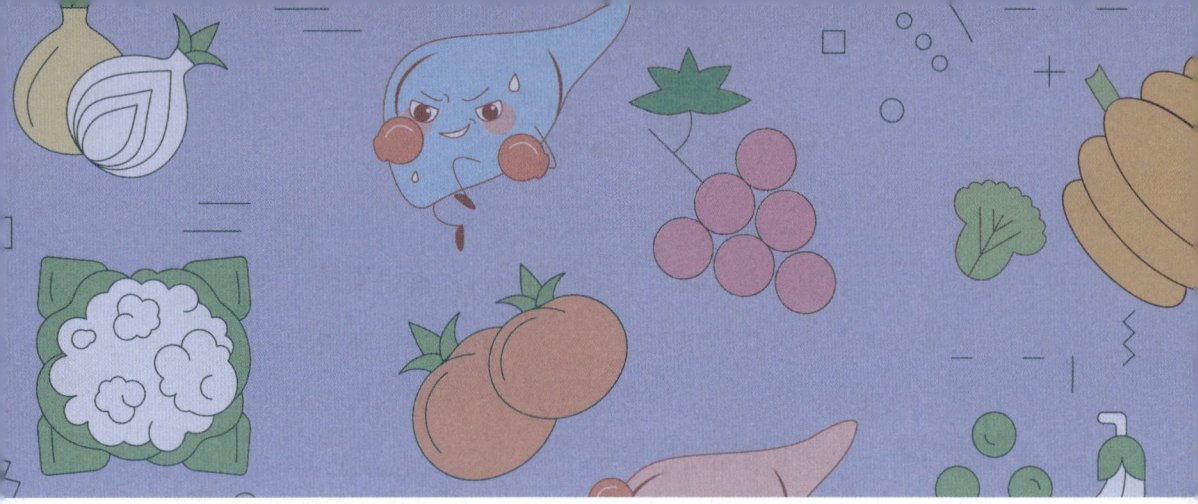

第三章 通往慢性乙肝临床治愈的"桥梁":主要治疗手段解析

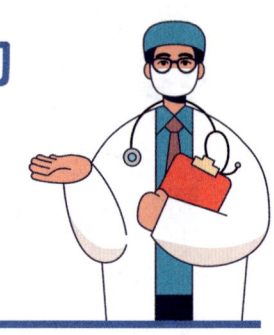

内容提要

本章全面解析慢性乙肝的治疗手段,着重强调抗病毒治疗的核心地位,介绍了核苷(酸)类似物和干扰素这两大抗病毒"主力军",不仅详细阐述了核苷(酸)类似物如恩替卡韦、富马酸丙酚替诺福韦等的作用机制、服用方法、治疗成效及优缺点,干扰素家族的成员及其独特的抗病毒和免疫调节机制,还对比了干扰素与核苷(酸)类似物的异同,并介绍了珠峰工程对提高临床治愈率的重要意义。

在对抗慢性乙肝的这条漫漫征途中，慢性乙肝就像一个顽固又狡猾的"敌人"，时不时地给患者的身体和生活带来各种麻烦，让患者饱受折磨。这时候，临床治愈就犹如璀璨的彼岸之光，它是那么明亮，那么让人充满期待，仿佛只要抵达那里，就能彻底摆脱这个"敌人"带来的阴霾，重新拥抱健康又美好的生活，真是令人心驰神往呀。

不过，要想走到那充满希望的彼岸，光靠想可不行，得有实实在在的办法才行。众多的治疗手段恰似一座座坚固无比的"桥梁"，稳稳地架设在患者和健康之间。它们承载着患者满满的期待，承载着患者通往健康的希望，只要沿着它们一步一个脚印地往前走，就有可能战胜病魔，迎来崭新的生活。

接下来，就让我们一同踏上这座"桥梁"，仔仔细细、全方位地了解一下慢性乙肝的治疗手段吧。

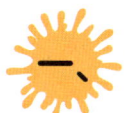

一、抗病毒治疗：打响慢性乙肝"阻击战"

抗病毒治疗在慢性乙肝的治疗"版图"中，无疑占据着"核心阵地"，是打响这场慢性乙肝"阻击战"的关键策略。它就像一位智慧的"指挥官"，通过"调兵遣将"，压制乙肝病毒那疯狂的复制势头，为肝脏这个"战场"驱散炎症的"硝烟"，及时按下病情进展的"暂停键"，进而为实现临床治愈筑牢根基。目前，在抗病毒治疗的"武器库"里，主要有核苷（酸）类似物和干扰素这两大"主力军"，它们"各怀绝技"，从不同角度向乙肝病毒发起强有力的进攻，共同守护患者的肝脏健康。

核苷（酸）类似物，可以悄悄潜入"敌军"内部，巧妙地混入乙肝病毒复制的过程中，以假乱真，让乙肝病毒没办法顺利合成自己需要的物质，从而有效抑制病毒的复制。而且，这类药物服用起来比较方便，副作用也相对小一些，很多患者都能较好地耐受。

干扰素则像勇敢的"冲锋战士"，它不仅可以抑制乙肝病毒复制，还能增强咱们自身的免疫力，让免疫系统变得更厉害，更好地去识别和攻击乙肝病毒，双管齐下，从而为肝脏健康保驾护航。

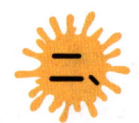

二、核苷（酸）类似物：默默守护的"隐形卫士"

拉米夫定、替比夫定与恩替卡韦都属于核苷类似物这一大家庭。在它们当中，恩替卡韦可是相当亮眼，称得上慢性乙肝治疗里的乙肝病毒复制"克星"。这些抗病毒药物有独特的"本领"，能巧妙地干扰乙肝病毒的逆转录过程，就好像在乙肝病毒的"复制工厂"里设下了牢固的"关卡"，让乙肝病毒没办法顺顺利利地复制，这样就能有效控制住乙肝病毒在体内"繁衍"的数量。

恩替卡韦这药，在吃的时候是有讲究的。患者得每天在一个相对固定的时间去空腹吃它，一般来说，晚上睡前空腹吃是比较好的选择，而且不管是吃药前还是吃药后，都得保证至少空腹 2 个小时。每次吃 0.5 mg 就可以了。这么做，就好像每天按时给咱们的身体安排了"护卫兵"一样，让它们来好好守护咱们的健康防线。

从治疗成效来讲，恩替卡韦抑制乙肝病毒复制的能力很出众，能让不少患者体内的 HBV DNA 水平快速降到检测下限，让乙肝病毒活跃度一下子降下来好多。而且，它对肝功能指标的改

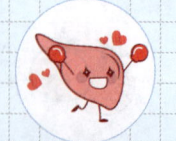

善作用也挺厉害的，像 ALT 和 AST 这些能反映肝细胞有没有受损的肝功能指标，会随着乙肝病毒被抑制而恢复正常。

恩替卡韦的优势挺明显的，就像一个温和又靠谱的"守护者"，耐受性好，副作用较小，很少让患者出现那种受不了的不舒服症状，所以大多数患者都能比较轻松地坚持长期用它进行治疗。不过它也有不足的地方，光靠它想让 HBsAg 彻底转阴挺难的，但不管怎么说，它在稳定病情、控制乙肝病毒复制上做出的贡献可不能小瞧哦。

再说说核苷酸类似物，富马酸替诺福韦二吡呋酯、富马酸丙酚替诺福韦及艾米替诺福韦都是这个大家庭里的成员。它们可都是对抗乙肝病毒的"高手"，抗病毒的能力都很强！

富马酸替诺福韦二吡呋酯挺多人都知道，服用挺方便的，每天吃 1 次，每次 300 mg，饭前饭后吃都行。用它治疗慢性乙肝得长期坚持，就像打一场持久战似的，不过别怕，医生会时刻留意病情变化，再根据情况合理调整后面的用药安排。它的治疗效果也很棒，抑制乙肝病毒复制又强又持久，能把 HBV DNA 控制在很低的水平。并且它对肝功能的保护和修复作用也挺显著的，就好像给肝细胞注入了能量，让肝细胞慢慢恢复正常工作，继续发挥重要的功能。

可别说，这个药的适用范围还挺广的，不管是病情轻的患者还是病情重的患者，尤其是那些 HBV DNA 水平挺高的患者，或者之前吃恩替卡韦治疗但效果不太好的患者，这个药常常能

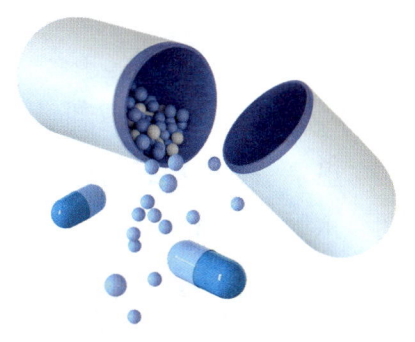

发挥出很强的抗病毒"战斗力"，帮助患者对抗病魔。

但世间万物都很难十全十美，长期吃这个药，可能会对肾功能、骨密度有一定影响。所以用药的时候，医生得时刻盯着患者的肾功能、骨密度的变化，要是有问题了，就能马上处理。而富马酸丙酚替诺福韦和艾米替诺福韦在对肾功能和骨密度影响这块就比较有优势啦，相对来说表现较好，这就给需要长期用药的患者提供了更合适、更让人放心的选择。

三、干扰素：唤醒免疫系统的"神奇号角"

干扰素家族里有两位"得力干将"——普通干扰素和聚乙二醇干扰素，它们各有千秋。普通干扰素就像是"冲锋兵"，作用时间较短，需要较频繁地注射给药，时刻为身体补充"战斗力"。而聚乙二醇干扰素则像披上了长效"铠甲"的"勇士"，凭借和聚乙二醇的结合，普通干扰素摇身一变成为长效干扰素，作用时间大幅延长，能持久地在体内"站岗放哨"，减少了给药次数，给患者带来了极大的便利，也让患者的治疗依从性更高。

干扰素的作用机制那可真是神奇又独特。它可不只是简单地抑制乙肝病毒复制这么简单，更像是吹响了唤醒机体免疫系统的"神奇号角"。

▶ 干扰乙肝病毒复制

想象一下，乙肝病毒在咱们身体里就像一个特别会"复制"的"小怪兽"，它想不停地"复制"出更多的自己，然后在肝脏里搞破坏。而干扰素呢，就像是聪明的"小卫士"，在进入咱们身体的细胞里后，就开始施展它的"魔法"啦。

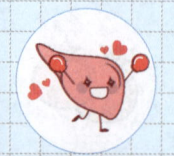

干扰素能让细胞产生一些特殊的抗病毒蛋白。这些蛋白可有大本事呢！比如说有个叫蛋白激酶的家伙，它会跑去把乙肝病毒用来合成蛋白质的一个重要"小零件"——真核起始因子2（eIF-2）给"改造"一下，让它没办法正常工作，这就好比把乙肝病毒复制的"生产线"上的一个关键环节给"卡住"了，乙肝病毒就没办法顺利制造出自己需要的那些蛋白质了。

还有别的抗病毒蛋白呢，它们会专门去对付乙肝病毒的"说明书"——信使核糖核酸（mRNA），直接把这个"说明书"给分解掉。这下可好，乙肝病毒没了"说明书"，就像没头的苍蝇一样，不知道该怎么复制出更多的"小怪兽"了，所以体内乙肝病毒的数量就会慢慢地减少。

▶ 抑制乙肝病毒基因表达

咱们再把乙肝病毒想象成一个小小的"工厂"，这个"工厂"想要复制出更多的乙肝病毒，得先把自己的"设计图纸"（DNA）变成"说明书"（mRNA），然后再按照"说明书"去制造各种"零件"（像蛋白质这些东西）——完成基因表达，最后才能复制出更多的乙肝病毒。

干扰素这个时候就像个调皮的"小精灵"，它会跑到这个"工厂"里捣乱。它通过影响细胞里的一些特殊的信号通路，改变那些负责指挥工作的"小队长"（转录因子）的状态，让乙肝病毒的"设计图纸"没办法顺利地变成"说明书"。这样一来，乙肝病毒就没办法按照正常的流程去"复制"自己了，从源头上就把乙肝病毒的复制给限制住了，就像把这个"工厂"的生产流程给打乱了一样。

▶ 免疫调节作用

干扰素还是个厉害的"唤醒大师"。它能把咱们身体里那些原本在"睡大觉"或者"懒洋洋"的免疫细胞给"叫醒",让它们变得"精神抖擞",然后去和乙肝病毒"大战一场"。

就拿自然杀伤细胞(NK细胞)来说吧,它呀,就像是免疫系统里的"特种兵",平时就在那待命,等着执行任务。干扰素一来,就像吹响了"集结号",一下子就把NK细胞给激活了。激活后的NK细胞可厉害了,它能快速地识别出哪些肝细胞被乙肝病毒给入侵了,然后就像勇敢的战士一样,直接冲上去把这些被感染的肝细胞给消灭掉,绝不让乙肝病毒在里面"藏身"。而且NK细胞在干活的时候还会分泌出一些像γ干扰素这样的"信号弹"(细胞因子),这些"信号弹"会告诉其他免疫细胞:"嘿,这边有乙肝病毒,大家快来一起打呀!"这样一来,整个免疫系统的"战斗氛围"就更热烈了,免疫反应也就变得更强啦。

还有T淋巴细胞呢,这里面有细胞毒性T淋巴细胞(CTL),它可是对抗乙肝病毒的"主力军"之一。干扰素能让CTL的"眼睛"变得更亮,让它更清楚地看到被乙肝病毒感染的肝细胞表面的那些"病毒标记"(病毒抗原),然后CTL就能准确地锁定目标,朝着被感染的肝细胞发射"武器"(像释放穿孔素、颗粒酶这些物质),把藏着乙肝病毒的肝细胞给破坏掉,让乙肝病毒没地方躲。另外,辅助性T淋巴细胞(Th细胞)在干扰素的作用下,也会变得更积极,它会分泌出更多的"协调信号"(细胞因子),让其他免疫细胞之间配合得更好,整个免疫系统针对乙肝病毒的这场"战斗"就能打得更有章法、更高效。

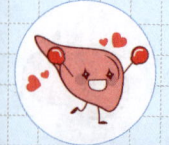

众所周知，乙肝病毒可狡猾了，它在藏在肝细胞里的时候，会想尽办法把自己"伪装"起来，就好像给自己披上了一件"隐身衣"，让咱们的免疫系统很难发现它。不过，干扰素有办法对付它。

干扰素能让被乙肝病毒感染的肝细胞表面发生一些变化，把那些原本藏起来的"病毒标记"更多地露出来，就好像给这些"病毒标记"打上"高亮灯"一样，这样免疫细胞就能更容易地发现哪些肝细胞被乙肝病毒感染了，然后赶紧去消灭它们。而且干扰素还能给免疫细胞"升级装备"呢，它能调节免疫细胞上的一些"探测器"（受体），让这些"探测器"的数量变多，也变得更灵敏，就像给免疫细胞装上了更厉害的"雷达"一样，能更精准地探测到乙肝病毒的"踪迹"，然后快速地做出反应，去消灭那些被乙肝病毒"占领"的肝细胞。

总之，干扰素治疗乙肝是从抗病毒（干扰乙肝病毒复制、抑制乙肝病毒基因表达）和调节免疫两个方面一起发力的，就像从不同的方向对乙肝病毒发起"攻击"一样，帮助咱们更好地控制病情，让咱们离健康更近一步！

四、聚乙二醇干扰素 vs 核苷（酸）类似物：究竟谁更胜一筹？

（一）相同点

1. 治疗目标

在慢性乙肝的治疗领域中，聚乙二醇干扰素和核苷（酸）类似物肩负着共同且至关重要的使命，那就是致力于抑制乙肝病毒的持

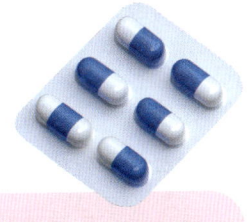

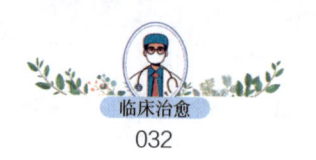

续复制，尽可能地减轻肝脏所遭受的炎症侵害。肝脏作为人体极为重要的代谢和解毒器官，长期受到乙肝病毒的"攻击"，肝细胞会出现不同程度的损伤，引发炎症反应，而这两类药物就是要通过各自的方式去缓解这种炎症状态，进而达到延缓慢性乙肝朝着更为严重的方向发展的目的。像肝硬化这种肝脏组织逐渐变硬、功能严重受损的病变，以及肝癌这种危及生命的恶性疾病，都有希望通过有效的治疗来降低其发生的可能性，最终全面改善患者的肝功能，让肝脏能够正常地参与人体的各种生理活动，同时也提升患者整体的生活质量，使患者能够像健康人一样正常地生活、工作和学习。

2. 用药要求

无论是选择聚乙二醇干扰素还是选择核苷（酸）类似物来对抗慢性乙肝，严格遵循医嘱都是丝毫不能马虎的关键环节。医生会根据患者的具体病情，如病毒载量的高低、肝脏炎症的程度、患者的身体整体状况等诸多因素，来精准地确定用药的剂量。患者必须一丝不苟地按照这个规定好的剂量用药，多一点或者少一点都可能打破治疗的平衡，影响最终的治疗效果。而且，按时用药也是重中之重，聚乙二醇干扰素有着固定的注射时间间隔，核苷（酸）类似物也有相应的口服频次要求，必须严格遵守，绝不能随性而为。既定的用药方式和疗程是经过大量临床实践和研究得出的科学结论，随意更改用药方式或者毫无缘由地中途停止用药，这些不规范的行为都极有可能使得治疗效果大打折扣，甚至会导致乙肝病毒产生耐药性，原本已经得到控制的病情出现反弹，让之前的努力付诸东流，患者的肝脏再次陷入危险境地。

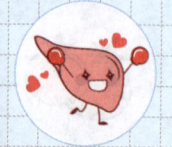

（二）不同点

1. 作用机制

聚乙二醇干扰素属于免疫调节类药物。它的出现，是在普通干扰素的基础上进行了巧妙的改进，通过添加聚乙二醇这种修饰成分，让干扰素在人体内部的半衰期得以延长，从而能够更持久且稳定地发挥药效。它的核心作用机制是充分调动和激活机体自身的免疫系统，促使免疫细胞变得更加敏锐，能够精准地识别出那些被乙肝病毒感染的肝细胞，然后发动针对性的"攻击"，通过一系列复杂的免疫反应，达到抑制乙肝病毒在肝细胞内复制的目的。这一过程就好比让身体内部的"卫士"去打下那些被"敌人"占领的"阵地"，从根源上对乙肝病毒进行打击，进而控制病情的发展。

核苷（酸）类似物则是一类精心设计的化学合成药物。这类药物的独特之处在于它们的化学结构和人体天然存在的核苷（酸）有着极高的相似度，这一特点使得它们在乙肝病毒进行核酸复制的关键环节能够"以假乱真"。当乙肝病毒按照自身的复制程序去合成核酸链条时，核苷（酸）类似物会趁机混入其中，就如同在一条正在搭建的链条中混入了几个"不合格"的零件，使得整个乙肝病毒核酸合成的链条无法按照正常的流程继续延伸下去，从而有效地阻断了乙肝病毒的复制过程，从源头处对乙肝病毒的数量进行严格的控制，进而减轻乙肝病毒对肝脏的持续损害。像恩替卡韦、替诺福韦等都是临床上常用且疗效显著的核苷（酸）类似物代表药物，它们在抑制乙肝病毒复制方面发挥着重要作用。

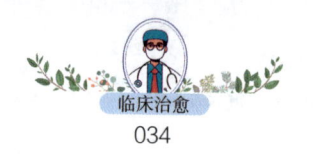

2. 给药途径

聚乙二醇干扰素通常采用的是皮下注射的给药方式，一般来说，患者每周只需要进行一次这样的注射操作即可。然而，这种注射给药的方式对于一部分患者而言，可能会带来一定的心理负担，毕竟打针这件事本身就容易让人心生恐惧，尤其是在需要长期进行注射治疗时，这种心理压力可能会更加明显。而且，在实际的注射过程中，注射部位的皮肤周围偶尔会出现一些让人不太舒服的情况，比如局部的红肿现象，就好像皮肤微微发炎了一样，还有可能出现疼痛的感觉，虽然这些局部的不良反应大多是比较轻微的，在一段时间后会自行缓解，但也确实给患者带来了一定的困扰。

核苷（酸）类似物在给药途径方面则展现出了极大的便利性。它们大多是以口服制剂的形式存在，患者只需要像平时服用普通药物一样，每天按照规定的次数服用就行，而且在多数情况下，每天仅需服用一次即可满足治疗需求。这种简单便捷的用药方式，使得患者在接受治疗时更加容易适应，不需要像注射那样还得考虑专业的操作流程、寻找合适的注射环境等诸多问题，极大地提高了患者长期坚持用药的依从性。

3. 不良反应

在使用聚乙二醇干扰素后，患者可能会出现多种不良反应，其中较为常见的是类似流行性感冒（简称流感）的症状。在每次用药

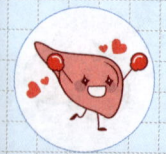

后的一段时间内，患者可能会突然感觉身体发热，就好像得了感冒一样，同时还伴随着浑身乏力，整个人变得懒洋洋的，做什么事情都没有力气，肌肉也会出现酸痛的情况，仿佛刚刚进行了剧烈的运动。头痛也是常常出现的症状之一，脑袋像是被什么东西紧紧箍住了一样，十分难受。除此之外，它还可能对人体的血细胞产生影响，导致白细胞、血小板的数量出现不同程度的减少，而白细胞是人体抵御外界病菌入侵的重要"防线"，血小板则在凝血过程中起着关键作用，它们数量的减少可能会让患者的身体抵抗力下降，容易出现感染等情况，同时也增加了出血的风险。更应注意的是，部分患者在使用聚乙二醇干扰素期间，精神状态也会受到一定的影响，有的患者会陷入抑郁的情绪之中，对周围的事物都提不起兴趣，心情长时间处于低落状态；还有的患者会变得焦虑不安，总是担心自己的病情等，这些精神方面的不良反应同样需要引起重视，并及时进行相应的干预和调整。

核苷（酸）类似物在长期使用的过程中，其不良反应更多地集中在对肾脏和骨骼等方面的影响上。从肾脏角度来看，长期服用这类药物可能会使得血肌酐水平升高。血肌酐是反映肾功能的一项重要指标，它的升高意味着肾脏的滤过功能可能受到一定的影响，肾脏在排出体内代谢废物等方面的能力有所下降。而在骨骼方面，可能会引发低磷性骨病或者骨质疏松等问题，骨骼的强度和密度会逐渐降低，变得更加脆弱，患者容易出现骨折等意外情况，影响正常的生活和行动能力。不过，需要说明的是，这些不良反应大多是在长期持续用药的过程中慢慢显现出来的，而且对于每一个具体的患者来说，它们出现的概率相对而言并不算特别高，但一旦出现，就需要及时采取相应的措施进行应对和治疗，保障患者的身体健康。

4.疗程

聚乙二醇干扰素在治疗慢性乙肝时，其疗程相对来说是比较固定的。在通常情况下，整个疗程在半年到一年。在完成了既定的疗程之后，患者并不能就此掉以轻心，还需要密切地监测自己的病情变化及各项相关的身体指标，比如定期去医院检查病毒载量、肝功能指标、血清学指标等，以便医生能够及时准确地了解患者的肝脏状态，判断是否有病情复发或者出现其他潜在问题的迹象，进而给予相应的后续指导和处理措施。

核苷（酸）类似物在用于慢性乙肝的治疗时，往往需要患者较长时间持续用药，很多患者需要连续服药数年之久，甚至有一部分患者由于病情的特殊性及为了确保治疗效果的稳定性，需要终身服药。而且，这类药物在停药的时候可不是一件简单随意的事情，必须经过医生全面、综合地评估患者的病情，比如了解当前的病毒学抑制情况、肝脏组织学改善情况、身体整体的耐受情况等多方面情况之后，按照科学合理的步骤完成巩固治疗，最终实现停药。即便在停药后，患者也要长期关注自己的肝脏情况，定期复查，防止病情出现反复，再度对肝脏健康造成严重的威胁。

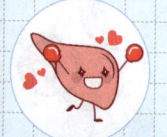

5. 治疗效果

• 病毒学应答

在使用聚乙二醇干扰素治疗慢性乙肝的过程中，有一部分机体免疫功能相对良好、依从性也比较高的患者能够实现较好的病毒学应答。聚乙二醇干扰素通过独特的免疫调节作用，激发机体免疫系统发挥作用，在治疗结束的时候，会有一定比例的患者能够达到 HBV DNA 检测不到的水平，也就是实现了病毒学应答。不过，从整体的临床实际情况来看，能够达到这种理想病毒学应答的患者所占的比例并不高，这是因为受到了多种因素的综合影响，比如患者在一开始感染乙肝时的病情严重程度、自身免疫系统的初始状态、是否合并其他基础疾病等，都会在一定程度上影响最终的病毒学应答效果。对于那些实现了持续病毒学应答的患者来说，从长远的角度来看，他们后续发生肝硬化、肝癌等严重肝脏疾病的风险会显著降低，这无疑为患者的长期健康带来了很大的保障。

核苷（酸）类似物在抑制乙肝病毒复制方面有着较为突出的能力，患者在开始服用这类药物后，体内的 HBV DNA 水平往往能够在比较短的时间内就出现显著的下降，大量的患者在持续用药一段时间后，都可以将 HBV DNA 控制在检测下限以下，成功实现病毒学应答。像恩替卡韦、替诺福韦等强效的核苷（酸）类似物，只要患者能够长期规律地服用，就能够很好地维持这种病毒学抑制的良好状态。然而，这类药物存在一个比较关键的问题，那就是一旦停药，部分患者很容易出现病毒反弹的情况，病毒载量可能会迅速回升，再次对肝脏造成损害，所以在停药这件事情上需要格外谨慎，并且在停药之后也要进行长期的监测，密切关注乙肝病毒的变化情况。

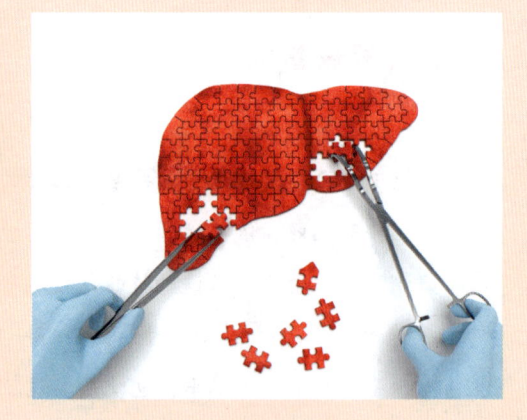

• 血清学应答

聚乙二醇干扰素在血清学应答方面有着自身独特的优势，它对于 HBsAg、HBeAg 的转阴及乙型肝炎 e 抗体（抗 -HBe）的转阳等血清学指标的改善能够起到比较积极的作用。对于一部分适合使用该药物的患者来说，在经过完整疗程的治疗后，有一定的概率出现 HBsAg 转阴甚至进一步出现抗 -HBs 转阳的情况，这也就意味着患者达到了临床治愈的理想状态，尽管在临床中能够实现这种情况的患者比例并不算高，但它确实给那些渴望彻底清除乙肝病毒、真正实现痊愈的患者带来了希望的曙光。同时，对于 HBeAg 阳性的患者而言，聚乙二醇干扰素促使 HBeAg 转阴及抗 -HBe 转阳的概率在合适的患者群体中也是比较高的，这有助于从血清学角度进一步改善患者的乙肝两对半［指 HBsAg、抗 -HBS、HBeAg、抗 -HBe、乙肝核心抗体（抗 -HBc）］的状态，让患者的病情向着更好的方向发展。

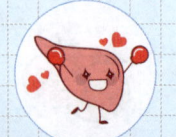

核苷（酸）类似物主要的作用还是侧重于对乙肝病毒复制的抑制，相对而言，它对于血清学指标的改善作用就没有聚乙二醇干扰素那么明显了。患者在长期服用这类药物的过程中，虽然能够稳定地控制乙肝病毒的数量，使病情保持在一个相对稳定的状态，但在促使 HBsAg 转阴、出现抗-HBs 等实现临床治愈相关的血清学指标变化方面的作用相对有限。不过，对于 HBeAg 阳性患者，促使其向抗-HBe 转阳方面，核苷（酸）类似物还是能够起到一定作用的，只是整体的血清学应答效果相较于聚乙二醇干扰素来说要稍弱一些。

• 肝脏组织学改善

由于聚乙二醇干扰素主要是借助机体自身的免疫系统来发挥抗病毒作用的，所以在这个过程中，它不仅能够抑制乙肝病毒的复制，同时也有助于肝脏组织学的改善。具体来说，它可以通过激活免疫细胞去清除那些被感染的肝细胞，从而减轻肝脏内部的炎症，而且从长远来看，还能够改善肝纤维化，减少肝脏内纤维组织的增生，让肝细胞的正常结构和功能得到更好的恢复和维持，对于延缓肝脏朝着肝硬化的方向进展有着非常积极的意义，就好像是给肝脏进行了一次从内到外的"修复工程"，让肝脏能够更健康地运转。

核苷（酸）类似物在抑制乙肝病毒复制后，随着时间的推移，也能够间接地使肝脏的组织学情况得到一定程度的改善——原本因为乙肝病毒感染而受到损伤的肝细胞就有了恢复的机会，炎症反应会逐渐减轻，进而肝纤维化程度也能够得到一定程度的降低，阻止病情朝着肝硬化等更为严重的方向进一步恶化。但是，这种肝脏组织学方面的改善效果更多是建立在持续控制乙肝病毒复制的基础上的，如果在用药过程中出现了病毒反弹等情况，那么肝脏组织学的改善效果就很可能会受到影响，相较于聚乙二醇干扰素那种主动激活免疫系统来修复肝脏组织的方式而言，核苷（酸）类似物在这方面的效果更加依赖于持续稳定的病毒学抑制状态。

● 长期预后

从长期预后的角度来分析，对于那些在使用聚乙二醇干扰素治疗过程中成功实现了持续病毒学应答及较好的血清学应答（比如HBsAg转阴等情况）的患者来说，他们后续发生肝硬化、肝癌等严重肝脏疾病的风险会大幅度地降低，生活质量也能够得到显著的提高。而且，与使用核苷（酸）类似物治疗者不同的是，使用聚乙二醇干扰素治疗者在完成了相对固定的疗程后，就不需要像服用核苷（酸）类似物那样长期持续地用药了，这对于患者后续的生活便利性来说也是有一定好处的。当然，要达到这样理想的长期预后，前提是患者在治疗过程中能够较好地耐受药物所带来的各种不良反应，并且能够实现比较理想的治疗效果，否则也可能会面临病情反复等风险。

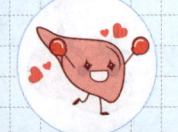

核苷（酸）类似物需要患者长期规律地服用，以此来维持病毒学抑制的良好状态，只要患者能够坚持做到这一点，并且在用药过程中没有出现耐药及病毒反弹等情况，那么同样可以有效地延缓肝脏疾病的进展，降低肝硬化、肝癌等严重肝脏疾病的发病风险，保障患者有一个比较好的长期预后。但是，长期服用这类药物也可能会面临一些潜在的不良反应风险，比如前面提到的对肾脏、骨骼等方面的影响，而且在停药的时候如果操作不当，没有经过医生科学合理的评估和指导，很可能会导致病情出现反复，进而影响到长期预后，让之前的治疗努力功亏一篑。

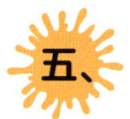

五、珠峰工程：点亮临床治愈的"希望灯"

"中国慢性乙型肝炎临床治愈（珠峰）工程项目"（简称珠峰工程）在乙肝治疗领域可谓意义非凡，它宛如一盏明灯，为众多乙肝患者照亮了通往临床治愈的道路，给大家带来了满满的希望。

这个项目汇聚了众多医疗领域的专家及科研力量，展开了大量严谨的临床实践和深入细致的数据分析。经过不懈努力，呈现出了一份份令人瞩目的"成绩单"。从具体数据来看，HBsAg ≤ 100 IU/mL 的患者临床治愈率能达到 56.1%，这意味着超过半数的这类患者在接受相应治疗后，能够摆脱慢性乙肝的困扰，重获健康，这个临床治愈率无疑是非常振奋人心的。而当 HBsAg 为 > 100~200

IU/mL 时，临床治愈率为 50.6%，依然保持在一个较高的水平；HBsAg 为 > 200~500 IU/mL 的患者，临床治愈率为 42.9%；HBsAg 为 > 500~1000 IU/mL 的患者，临床治愈率为 36.3%；HBsAg 为 > 1000~1500 IU/mL 的患者，临床治愈率也有 33.2%。

这些看似简单的数据背后，实则蕴含着深刻的意义和价值。它清晰地向我们展示了一个重要的理念，那就是通过精心去优化治疗方案，根据每个患者不同的病情特点、身体状况等诸多因素，为其量身定制最适宜的治疗路径，同时精准筛选出合适的患者群体，进而开展针对性治疗，临床治愈率是能够得到显著提高的。比如说，对于那些血清 HBsAg 数值较低、身体其他指标相对较好、对药物反应可能更敏感的患者群体，医生可以依据珠峰工程所提供的数据和经验，选择更有针对性的联合用药策略，就像基于聚乙二醇干扰素的联合用药这种，再搭配上合理的用药疗程，这样可以最大限度地发挥各种药物的疗效，抑制乙肝病毒复制，促进 HBsAg 转阴，从而实现临床治愈。而且，珠峰工程的开展也改变了以往相对粗放的治疗模式。以往可能更多是采取相对固定、统一的治疗方式，但现在借助珠峰工程的成果，能够更加精细化地去对待每一位患者，真正做到治疗"因人而异"。这不仅提高了临床治愈率，更是让患者看到了实实在在的希望，让其有了更大的信心去配合治疗，积极面对慢性乙肝这个疾病。

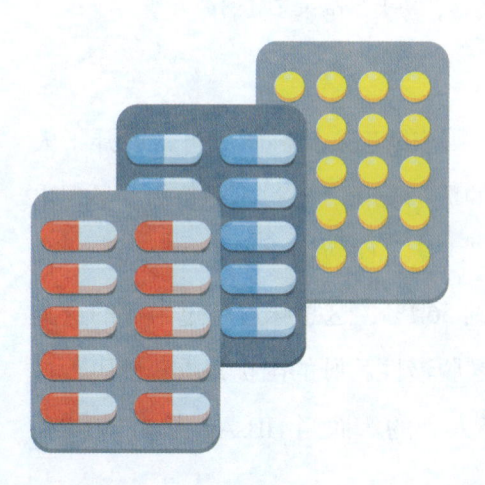

对于整个慢性乙肝患者

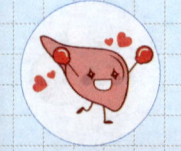

群体而言，珠峰工程就像是在黑暗中点亮的"希望灯"，它驱散了慢性乙肝带来的阴霾，让更多的患者有机会冲破疾病的束缚，去拥抱健康的阳光，重新回归到正常的生活、工作和社交中。相信随着珠峰工程的持续推进及相关研究的不断深入，未来还会有更多、更好的成果涌现，会有越来越多的慢性乙肝患者受益，最终实现临床治愈这个美好的目标，让慢性乙肝不再成为某些人生活中难以摆脱的困扰。

小结

在慢性乙肝的治疗中，抗病毒是关键所在，核苷（酸）类似物与聚乙二醇干扰素堪称两大"利器"。核苷（酸）类似物能巧妙混入病毒复制环节干扰其合成，有效抑制病毒复制，且服用方便、副作用小、耐受性佳。聚乙二醇干扰素可促使细胞产生抗病毒蛋白，直接干扰病毒复制，还能抑制病毒基因表达，同时具备免疫调节作用，多方位控制病情。

珠峰工程在慢性乙肝治疗领域有着重大意义，它针对正在使用核苷（酸）类似物治疗的患者，采用联合干扰素的方式进行治疗。众多专家和科研力量投身其中，通过大量实践与分析，改变了以往粗放式治疗模式，让治疗变得更精细化、更贴合患者个体情况，使患者看到了康复的希望，也更积极地配合治疗。总之，各方共同发力，正助力越来越多的慢性乙肝患者走向康复，相信未来会有更多患者实现临床治愈。

互动思考

在了解上述治疗手段后,你认为在选择治疗方案时,患者最应该考虑哪些因素?对于珠峰工程,你觉得它还可以在哪些方面进一步优化?

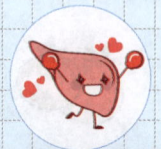

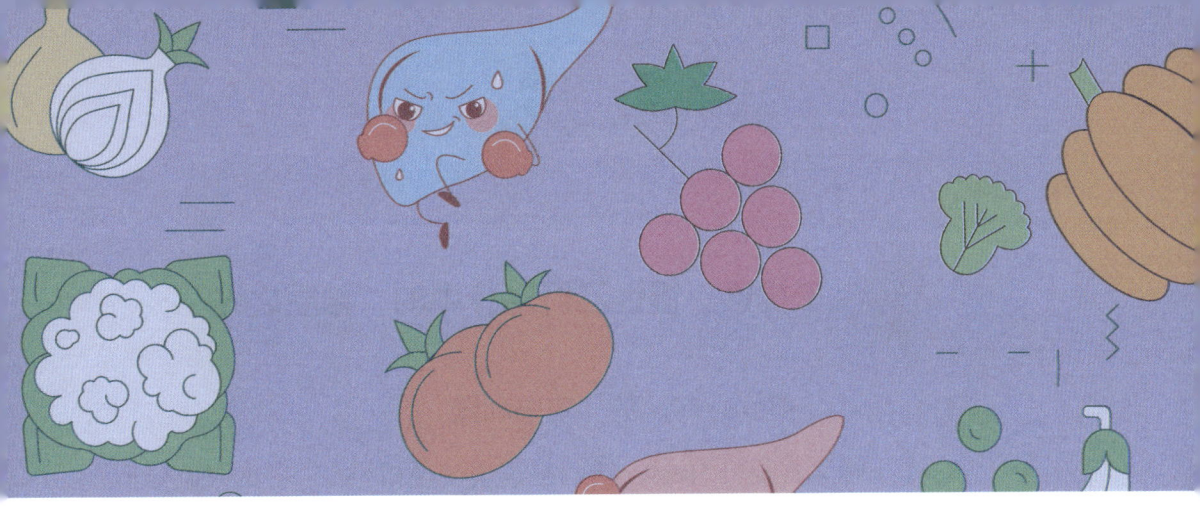

第四章

干扰素：慢性乙肝临床治愈路上的"双刃剑"

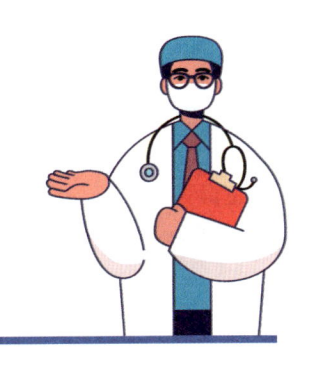

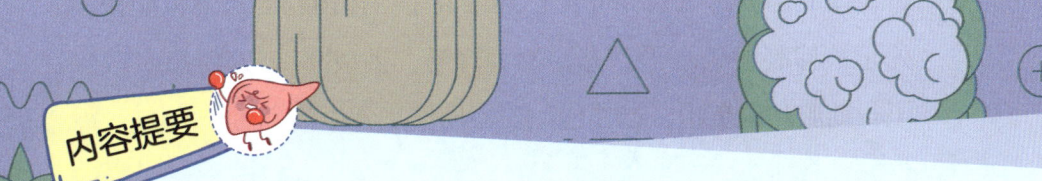

内容提要

本章深入剖析干扰素在慢性乙肝治疗中的作用。它既有着显著优势，如较高的 HBsAg 转阴率和停药后持久的病毒学应答能力，为患者带来临床治愈的希望，同时也存在多种副作用，包括流感样症状、骨髓抑制、精神方面的症状、甲状腺功能异常等，给患者带来困扰，犹如一把"双刃剑"。本章通过对这些内容的阐述，让读者全面认识干扰素这把"双刃剑"。

一、干扰素：慢性乙肝治疗中的"希望之光"

（一）HBsAg 转阴的"攻坚利器"

干扰素在提升 HBsAg 转阴率这块表现相当亮眼。大量临床研究数据显示，经过规范的干扰素治疗，不少患者能实现 HBsAg 转阴，比例在 10%~30%，而核苷（酸）类似物虽说在抑制乙肝病毒复制、改善肝功能指标方面挺厉害，但单纯靠它实现 HBsAg 转阴的概率大多在 5% 以下。这就说明干扰素能从根源上清除乙肝病毒感染标志物，在助力患者迈向临床治愈的道路上，"战斗力"更强哦。

（二）停药后的"守护盾牌"

干扰素还有个厉害的地方，就是在停药后它有着更持久的病毒学应答能力。好多用核苷（酸）类似物治疗的患者，一停药病毒就容易反弹，得长期甚至终身服药来稳定病情。经干扰素治疗后，即使部分患者达到停药标准停药了，体内乙肝病毒也能持续处于被抑制的低水平状态，不会轻易"搞破坏"。这给患者减轻了长期服药的负担，能让他们安心回归正常生活。

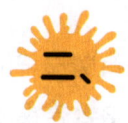

二、干扰素：隐藏的副作用"风云"

（一）流感样症状"突袭"

用干扰素的时候，最常出现的副作用就是流感样症状，像发热、头痛、肌肉酸痛、乏力这些，患者常常感觉自己仿佛一下子被一场重感冒给"缠"上了。这背后的原因，是干扰素在进入人体后，吹响了免疫系统的"集结号"。原本处于相对"平静"状

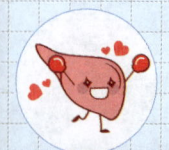

态的免疫细胞们，在听到这个"集结号"后，立马活跃起来投入"战斗"。而免疫细胞在这个"大作战"的过程中，会释放出炎性介质这类物质——它们像一群调皮的"小捣蛋鬼"，会去刺激咱们身体的神经末梢，还会影响体温调节中枢。这么一来，发热、头痛、肌肉酸痛、乏力等症状就纷纷冒头了。

一般来说，这些症状大多会在注射干扰素后的数小时到一两天出现。比如说，有的患者刚注射完干扰素没几个小时，就开始觉得身上发冷，接着体温就慢慢升高了，脑袋也像被人敲打过一样疼，浑身的肌肉酸酸的，稍微动一下都觉得费劲，整个人软绵绵的，没什么力气，就只想躺着休息。不过呢，也不用太过于担心，随着身体逐渐适应干扰素的作用，很多患者的这些症状会慢慢减轻或者消失，就像身体慢慢学会和干扰素"和平共处"一样。

（二）骨髓抑制"警报"

骨髓抑制也是干扰素使用过程中不可忽视的一个副作用。它主要表现在白细胞、血小板减少等方面。咱们人体的骨髓，就像是一个"造血工厂"，里面的造血干细胞会不停地进行增殖和分化，源源不断地制造出各种各样的血细胞，以此来维持咱们血液中血细胞数量的稳定。

可是干扰素一来，就像是给这个"造血工厂"的生产流程使了个绊子，它会对骨髓中造血干细胞的增殖和分化过程进行调节，在一定程度上抑制这个正常的生产过程。这么一来，制造出来的白细胞、血小板等血细胞的数量就减少了。

白细胞要是减少了，那咱们身体的抵抗力可就跟着下降了，就好像守护身体的"小卫士"变少了一样，外界的病菌就更容易入侵咱们的身体。患者可能动不动就会被感冒、咳嗽这些小毛病

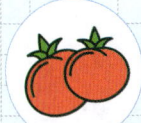

找上门来。而血小板减少的话，凝血功能就容易出现异常情况。比如说，有时候皮肤稍微碰一下，或者不小心磕到哪儿了，就很容易出现瘀斑，看着皮肤上一块一块的青紫色，怪吓人的；还有的时候，鼻子会莫名其妙地出血，而且出血还不太容易止住，给患者的日常生活带来了不少的麻烦。

（三）精神方面的症状

部分患者在使用干扰素期间，精神方面也会出现一些症状，像抑郁、焦虑、失眠这些，就好像大脑这个"司令部"也跟着"闹情绪"了。这是因为干扰素可不单单只对免疫系统起作用，它对神经、内分泌系统也有着不小的影响。

咱们大脑里的血清素、多巴胺这样的神经递质，就像是传递情绪信号的"小信使"，对调节咱们的情绪起着至关重要的作用。可是干扰素一来，就开始"捣乱"了，它会干扰这些神经递质正常的代谢和调节过程，使得它们的水平发生改变，就没办法好好地传递情绪信号了。这么一来，大脑的情绪调节功能就受到了影响，患者可能会无缘无故地变得情绪低落，整天唉声叹气的，对什么事情都提不起兴趣，这就是抑郁的表现；或者心里总是慌慌的，特别容易担心、焦虑，哪怕是一点儿小事也能使心里七上八下的，很难平静下来。而且呀，情绪不好了，睡眠质量也跟着下降了，晚上躺在床上翻来覆去就是睡不着觉，或者好不容易睡着了，也特别容易醒，失眠问题就这么出现了，搞得患者白天精神萎靡不振的，可难受了。

（四）甲状腺功能异常

甲状腺功能异常也是在干扰素治疗过程中可能出现的一个副

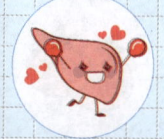

作用，有的患者会出现甲状腺功能亢进症（简称甲亢）或者甲状腺功能减退症（简称甲减）的表现。这背后的原因，是干扰素能够诱导咱们的机体产生自身抗体，这些自身抗体就像是一群"糊涂蛋"，认错了"敌人"，居然错误地去攻击甲状腺组织。

> 甲状腺可是咱们身体里一个很重要的内分泌器官，它在正常情况下会有条不紊地进行激素的合成、分泌等工作，来维持咱们身体的正常代谢。可一旦被这些自身抗体攻击了，甲状腺的正常功能就被扰乱啦。
>
> 要是出现甲亢的情况，患者可能会经常觉得心慌慌的，就好像心里揣了只小兔子一样，心扑通扑通跳个不停；还会不停地出汗，哪怕没怎么活动，也是满头大汗的；手也会不自觉地发抖，拿个东西都拿不稳；体重还会慢慢下降，吃得多也不见胖，反而越来越瘦了。
>
> 要是出现甲减的情况，患者就会变得特别怕冷，别人穿一件衣服觉得正好，患者自觉得裹得厚厚的才行；总是觉得浑身没力气，干什么都懒洋洋的；还特别容易犯困，一天到晚都想睡觉；体重也会慢慢地增加，整个人看起来好像"肿"了一圈似的。这些症状，对患者的日常生活影响可不小，不管是在工作上还是生活上，患者都会觉得挺吃力的。

（五）自身免疫"小风波"

干扰素还有可能诱发自身免疫性疾病，比如说会促使机体产生各种各样的自身抗体。身体的免疫系统"犯糊涂"了，把自己的"家人"（自身组织细胞）当成了"外来敌人"，发起了攻击，然后就出现像皮疹这样的皮肤表现。

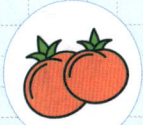

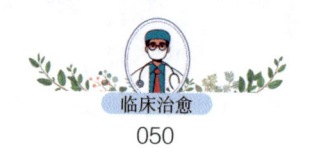

其实，如果咱们的身体处于很好的免疫耐受平衡状态，免疫系统就能够清楚地分辨哪些是"自己人"，哪些是"外来敌人"，大家相安无事地共处着。可是干扰素在调节免疫系统的时候，一不小心就打破了这个平衡，让免疫系统"犯糊涂"了，开始对自身组织细胞发起了攻击。

除皮疹外，这种自身免疫反应还可能涉及其他器官或系统，只不过这种情况相对来说出现的概率比较低。但不管概率高还是低，一旦出现了这样的情况，那可不能大意，得赶紧去医院找医生看看，让医生帮忙想办法解决，不然的话，问题可能会越来越严重。

（六）肾功能"小考验"

在应用干扰素进行治疗的过程中，肾功能也可能会面临一些"小考验"。比如说，部分患者可能会出现血肌酐升高的现象，血肌酐可是反映肾功能的一个关键指标，它的水平升高了，就意味着肾脏的滤过功能受到了一定程度的影响，肾脏这个"过滤器"的工作效率变低了，没办法像以前那样把机体代谢产生的废物很好地排泄出去了，这些废物就会在身体里堆积起来，对身体可不好呢。

还有蛋白尿也是干扰素治疗期间可能出现的一个副作用。在正常情况下，咱们的肾脏有着非常完善且高效的滤过机制，就像一个特别精密的"筛子"一样，能够很精准地对血液中的蛋白质进行筛选过滤，只允许很少量的蛋白质进入尿液当中。可是在使用干扰素之后，这个"筛子"好像出了点问题，肾脏的滤过屏障有可能遭到破坏了，这就导致蛋白质变得容易渗漏到尿液里面去，形成蛋白尿。要是蛋白尿一直存在，而且蛋白量还比较大的话，那就会进一步加重对肾功能的损害，就像一个恶性循环一样，肾脏的负担会越来越重，情况也会越来越糟糕。

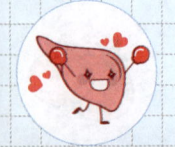

更严重的是，虽然比较罕见，但在特定情况下，应用干扰素还有可能引发急性肾衰竭。这背后的原因可复杂了，有可能是干扰素致使肾脏血流灌注不足，也就是给肾脏"供血"的管道出了问题，肾脏得不到充足的血液供应；也有可能是诱发了免疫介导的肾损伤，免疫系统在肾脏这儿"闹起了别扭"，对肾脏组织造成了伤害；还有可能是造成了肾小管坏死等，多种因素共同作用的结果呢。急性肾衰竭可是非常危险的情况，可能会危及生命，一旦出现得赶紧进行急救处理才行。

（七）性生活"小插曲"

干扰素治疗还可能会给患者的性生活带来一些"小插曲"，影响到性生活的满意度。

> 一方面，干扰素带来的那些全身不适症状，像乏力、发热、头痛这些，会让患者的身体处于一种相对虚弱的状态，就好像被抽干了力气一样，这时候对性生活的兴趣自然而然就降低了。比如说，本来挺期待和伴侣亲密一下的，可一想到自己这会儿浑身没劲儿，头痛得厉害，哪还有那个心思呀，就只想好好躺着休息了。
>
> 另一方面，心理因素也起着不小的作用。患者因为担心自己的疾病情况，又害怕治疗效果不好，心里总是沉甸甸的，充满了焦虑、抑郁这些负面情绪，这些情绪也会悄悄地影响到性欲。

男性患者在使用干扰素期间可能会出现勃起功能障碍的情况。咱们都知道呀，正常的勃起功能是依赖于阴茎海绵体的充血的，而干扰素可能会对血管内皮细胞产生影响，把给海绵体"送水"的管道给堵住了，导致海绵体的血液灌注出现异常，勃起就变得困难了。而且,还有少数男性患者会出现射精异常的情况,像射精延迟、射精疼痛甚至不射精这些问题,虽然具体的机制现在还不是特别清楚,但可能和干扰素对神经系统或者生殖系统的调节作用有关,它影响了射精反射的正常传导,让这个原本顺畅的过程变得"磕磕绊绊"。

女性患者的性功能同样也会受到影响。在使用干扰素期间,可能会出现性欲减退的情况,一方面是因为身体上的那些不舒服症状,会让自己的精力和体力都跟不上,没什么心思去想那些事儿;另一方面,疾病本身带来的压力,再加上使用干扰素后心里的各种担忧,比如说担心治疗会不会有效果,自己的健康状况会不会变差等,这些情绪交织在一起,会干扰正常的性感受,让性欲也跟着下降了。而且,部分女性还可能出现性唤起障碍。在正常情况下,女性的性唤起是需要身体的神经、血管及内分泌等多个系统协同合作的,配合默契地完成"演出"。可是干扰素可能会干扰这些系统之间正常的调节机制,就好像把这场"演出"的节奏给打乱了,导致在受到性刺激的时候,身体没办法像往常一样做出积极的反应,比如说会出现阴道干涩、缺乏润滑液这些情况,这就让性生活没办法顺利进行了。另外,还有少数女性会有性高潮障碍的问题,即在性生活过程中很难达到性高潮,这可能是因为干扰素对神经传导及体内激素水平调节产生了影响,使得整个性反应周期出现了异常,影响了整体的性体验。

(八)脱发"小烦恼"

在干扰素的使用过程中呀,脱发也是一个挺常见的副作用,给不少患者带来了小小的"烦恼"。

从毛发生理学的角度来看,毛囊可是毛发能够生长的"大

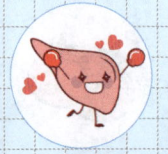

本营"。它有着非常严谨且稳定的生理功能运转模式。毛囊细胞的新陈代谢及毛发自身的生长周期，都是处于一种有序且精细的调控状态之下的，就像一台精密的"机器"一样，有条不紊地运行着。可是干扰素一旦用上，就像是往这台"机器"里塞了个"小石子"，对毛囊的这些正常生理功能产生了干预作用。具体来说，它会在一定程度上扰乱毛囊细胞正常的新陈代谢进程，使细胞代谢环节出现一些异常情况。原本那些按照既定节奏有序开展的各项生化反应，现在都没办法好好进行了。同时，干扰素还会对毛囊的生长周期造成影响。它会使得部分毛囊提前进入休止期或者延长处于休止期的时长。咱们要知道，毛囊的生长周期可是和毛发的生长紧密相关的，休止期的提前或者延长，就意味着毛发的生长速度会明显减缓。原本那些正处于正常生长阶段、能够持续生长的毛发，因为毛囊功能受到了影响，就像失去了"营养供给"一样，生长停滞了，新的毛发也就很难顺利生成。而且，处于休止期的毛发相较于处于其他阶段的毛发，本身就有着更明显的脱落倾向，在这种双重作用下，头发就会慢慢地变得稀疏了。不过，这种由干扰素引发的脱发现象可不是一下子就出现的，通常是在用药后的一段时期内，循序渐进地呈现出来的。

不同患者个体之间，脱发的严重程度可是有着明显的差异。有些患者可能只是表现为脱发数量轻微增多，比如说在平常梳理头发、洗头的时候，会发现脱落的头发比用药之前稍微多了一些，但是这种程度的变化对整体的外观形象影响还比较小，也没有对患者的日常生活及心理状态造成太大的干扰。然而，还有一些患者会出现比较突出的脱发症状，头发明显变得稀疏了，甚至在头顶部、前额两

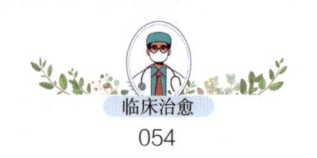

侧这些地方出现了比较严重的毛发缺失情况，头皮都清晰可见了，这对外在形象的影响可就比较大了。毕竟个人形象在咱们的心理上及社交层面都挺重要的，所以这种比较严重的脱发状况，往往会给患者带来一定程度的心理压力，让他们产生像焦虑、自卑这些负面情绪，进而对生活质量也造成一定程度的影响。

小结

干扰素在慢性乙肝的临床治愈道路上确实是一把"双刃剑"，它有着独特的治疗优势，能给患者带来实现临床治愈的希望，但同时相伴的副作用也需要我们重视。不过大家不用太担心，在使用干扰素时，医生会密切留意患者的身体状况，定期安排相关检查，一旦发现明显的副作用，就会根据具体情况及时调整治疗方案，比如调整剂量、改变用药间隔或者更换治疗手段等，同时，针对不同副作用采取不同的对应措施，尽量减轻副作用，让患者在追求临床治愈的道路上走得更稳、更安心。

互动思考

如果你是慢性乙肝患者，在考虑使用干扰素治疗时，你会更看重它的治疗优势还是更担心副作用？你认为医生在使用干扰素治疗时，应如何更好地平衡治疗效果和副作用？

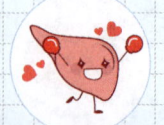

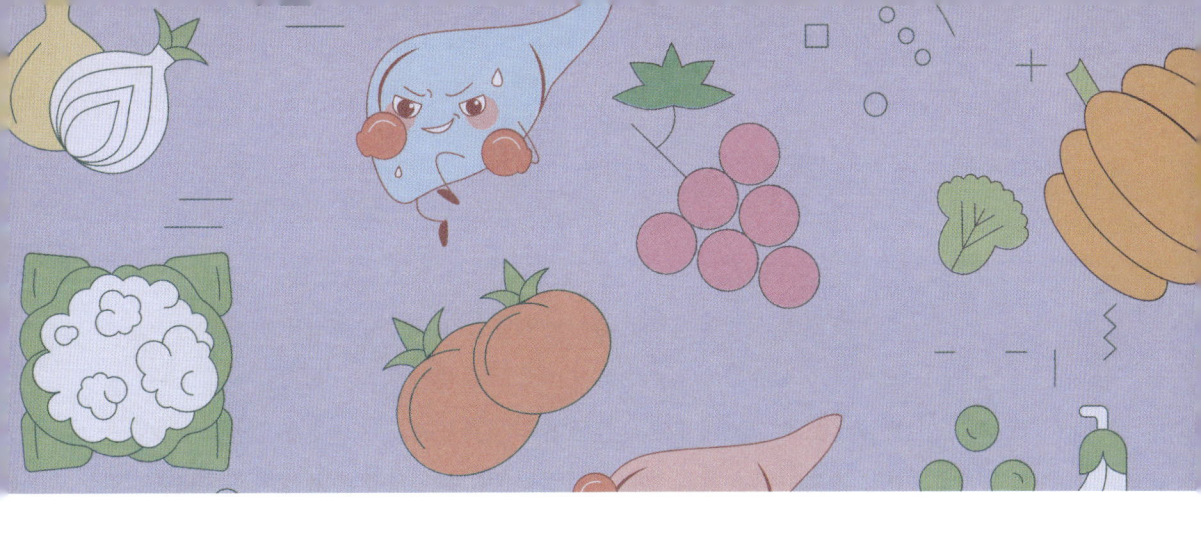

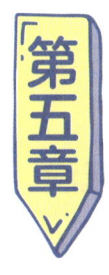

第五章 应对干扰素的副作用：

知己知彼，妥善处理

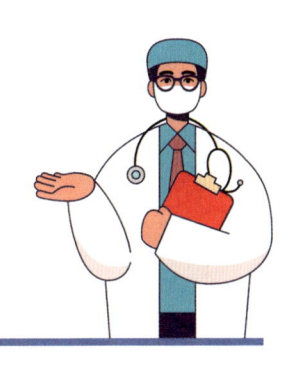

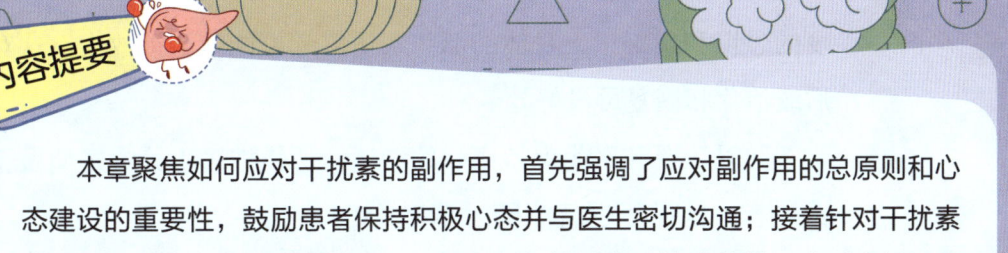

内容提要

本章聚焦如何应对干扰素的副作用，首先强调了应对副作用的总原则和心态建设的重要性，鼓励患者保持积极心态并与医生密切沟通；接着针对干扰素常见的副作用，如流感样症状、骨髓抑制、精神方面的症状等，分别介绍了具体的应对方法，包括药物预防、饮食调理、生活方式调整及专业治疗等，帮助患者更好地应对治疗过程中的不适。

在慢性乙肝等疾病的治疗过程中，干扰素发挥着重要的作用，它为很多患者带来了走向临床治愈的希望。然而，如同许多药物一样，干扰素在使用中也会伴随着一些副作用，这让不少患者心生担忧。其实，只要我们做到"知己知彼"，了解这些副作用并掌握正确的应对方法，在多数情况下是不会影响治疗的正常进行的。接下来，咱们就来详细说一说如何妥善应对干扰素的各种副作用，帮助患者消除顾虑，更好地接受治疗。

一、从容应对干扰素副作用：总原则与心态建设

在应用干扰素治疗过程中，出现副作用是可能发生的正常现象，大家可千万别慌，要知道现代医学已经有不少应对办法了。

保持积极的心态是关键的第一步，特别重要，因为它会直接影响我们身体对药物及副作用的耐受程度。要是一开始就陷入过度的恐惧和焦虑里，身体的那些不适感觉可能就会被放大，这对后续治疗和恢复可没好处。

同时，要和医生保持密切的沟通，严格按医生嘱咐定期做相关检查。这样医生就能随时掌握副作用的情况及病情变化，进而制订出最适合咱们的应对策略。

而且，咱们自身也要在生活方式上做出调整，像保证充足的休息，让身体能有精力去应对副

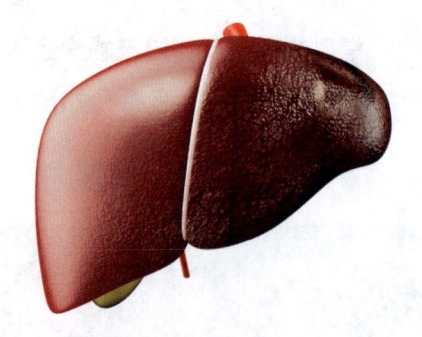

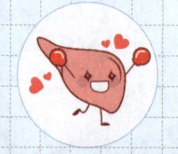

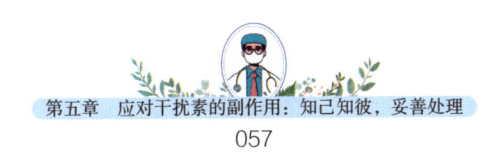

作用;合理饮食,给身体补充足够的营养;还有适当运动,增强身体抵抗力,这些都能帮助减轻副作用带来的影响,让治疗顺顺利利地进行下去。总之,只要正确应对,干扰素的副作用就不会成为咱们追求健康路上的"绊脚石"。

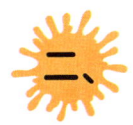

二、各个击破:不同类型副作用的应对妙招

(一)缓解流感样症状有妙招

用了干扰素后,不少患者会出现类似流感的症状,像发热、头痛、肌肉酸痛、乏力这些,不过别担心,有办法缓解。

- **巧用药物预防**

预防性使用解热镇痛药挺有效的,比如按医生建议在注射干扰素前服用对乙酰氨基酚。它的服用得按说明书或者医生指示来,具体用量得参考个人年龄、身体状况等情况确定,可千万不能自己随意服用,不然容易损伤肝脏等器官。

- **生活辅助很重要**

多喝水可是关键,每天至少喝 1500 mL 水,分多次喝,别等渴了才喝。充足水分能调节体温、促进代谢,帮助身体排出炎性物质,缓解不适症状。还要多休息,保证充足睡眠,让身体有时间适应干扰素带来的免疫激活反应。要是出现乏力、肌肉酸痛的症状,适当休息能放松身体,减轻肌肉紧张感,缓解酸痛等不适。另外,在感觉稍微舒服点儿的时候,可以进行散步、伸展四肢等简单放松活动,但要避免过度劳累,以身体能承受为度。

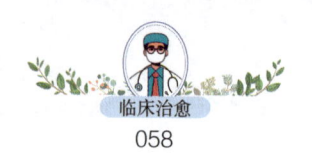

一般来说，在身体慢慢适应干扰素后，这些症状会减轻甚至消失。要是症状一直不缓解或者加重，可得赶紧告诉医生，让医生调整治疗方案。

（二）应对骨髓抑制，守护血细胞

骨髓抑制是干扰素使用中要重点关注的副作用，主要体现在白细胞、血小板等血细胞数量减少。

- **定期监测血常规**

这可是重中之重呀，医生一般会要求按时间间隔做血常规检查。刚开始治疗，检查频率可能高些，比如每周或者每两周查一次，方便及时掌握血细胞数量变化。

- **饮食助力血细胞生成**

当白细胞减少时，多吃富含蛋白质的食物有帮助，像瘦肉、鱼类、蛋类、豆类等，每天适量摄入，比如每天吃1个鸡蛋、适量鱼肉或瘦肉，它们可是白细胞合成的重要原料。血小板减少的话，富含维生素C、维生素K和铁元素的食物能派上用场，像橙子、猕猴桃、菠菜等新鲜蔬菜和水果富含维生素C，能维持血管壁完整性，减少出血风险；动物肝脏、绿叶蔬菜富含维生素K，对凝血功能具有重要意义；红枣、木耳含铁丰富，而铁是血小板生成必不可少的元素。

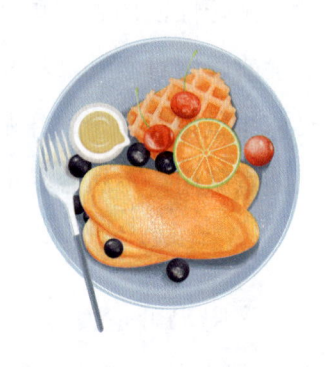

- **药物干预有讲究**

要是白细胞、血小板中度降低，就得用升白细胞、血小板的

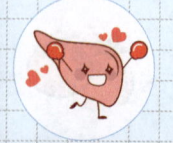

药物啦，医生会根据具体情况选择合适的药。像重组人粒细胞集落刺激因子能刺激骨髓造血干细胞加速分化生成白细胞，升血小板的药物如重组人血小板生成素能促进血小板生成，在用药时得严格按医生嘱咐按时、按量使用，还得密切关注血常规指标变化。还有地榆升白片这种常用的升白细胞口服中成药，成人常用剂量一次 2~4 片，一日 3 次，饭后半小时左右吃，能减轻胃肠道刺激；一个疗程大概 4 周，不过具体疗程医生会综合多方面情况判断调整；在吃药期间要是出现恶心、胃胀等不适反应，要及时告诉医生，看看要不要调整剂量或换药。

一旦白细胞、血小板重度降低，就得更谨慎了，可能要调整干扰素剂量，甚至暂停干扰素治疗，先让骨髓造血功能恢复，避免血细胞过低引发严重感染、出血等并发症。在调整治疗方案期间也要继续监测血常规，当血细胞数量回升到安全范围时，再和医生商量后续干扰素的使用及用药剂量问题。

（三）化解精神方面症状，守护心灵健康

干扰素引发的精神方面症状，像抑郁、焦虑、失眠这些，可不能小瞧，它们不仅影响患者的生活质量，还可能干扰治疗依从性。

- **家人关怀与自我调节并重**

家人要多关心、陪伴患者，要多留意他们的情绪变化，主动沟通交流，耐心倾听他们的烦恼担忧，让他们感受到温暖和支持，从而缓解他们的心理压力。患者自己也要主动和家人、朋友倾诉感受，别把负面情绪憋在心里哦，还可以试试自我调节方法，像深呼吸放松练习，找个安静舒适的地方坐下或躺下，慢慢吸气让腹部像气球

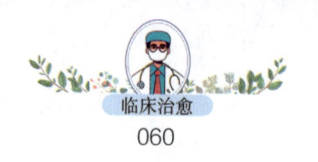

一样膨胀，再慢慢呼气感受腹部收缩，每次练几分钟，每天练几次，能放松身心、缓解焦虑情绪。睡前听舒缓音乐，像轻柔的钢琴曲、自然流水声、鸟鸣声等，营造安静舒适的睡眠环境，避免睡前使用电子设备、喝咖啡或喝浓茶等影响睡眠的行为，也有助于入睡。

• 专业帮助及时跟上

要是精神方面症状严重影响了日常生活，一定要及时和医生沟通，必要时找心理医生帮忙，进行专业心理评估和疏导。还要根据症状严重程度，和医生商量要不要调整干扰素用药剂量或更换治疗方案，毕竟心理健康和身体健康同等重要，得在良好的心理状态下继续治疗。

（四）应对甲状腺功能异常，维持甲状腺健康

在干扰素治疗期间，要定期检测甲状腺功能指标，像每1~3个月查一查促甲状腺激素、甲状腺激素等，还可以进一步检测甲状腺自身抗体，像促甲状腺激素受体抗体（TRAb）、甲状腺过氧化物酶抗体（TPO-Ab）及甲状腺球蛋白抗体（TgAb）这些指标也很关键——TRAb阳性对判断格雷夫斯病（Graves病）有帮助，TPO-Ab和TgAb阳性提示可能有自身免疫性甲状腺炎，能帮助了解甲状腺功能异常的病因。有时候还得做甲状腺超声检查，看看甲状腺形态、大小、结构及有无结节等情况，这些都是医生判断病情、制订治疗方案的重要参考。后续根据病情变化，可能还得不定期重复检查。

一旦出现甲亢或甲减的表现，像心慌、多汗、手抖、消瘦（甲亢表现）或者畏寒、乏力、嗜睡、体重增加（甲减表现）等，得赶紧去医院看看哦。

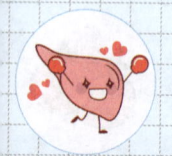

● 甲亢治疗需谨慎

确诊甲亢，常用甲巯咪唑、丙硫氧嘧啶等药物抑制甲状腺激素合成，控制症状。甲巯咪唑：刚开始成人一般每天服30 mg左右，病情轻的每天服15 mg就行，重的可能每天服40 mg，不过要分2~3次服用，吃1~3个月，待症状缓解、指标好转后，每2~4周减少5~10 mg，维持合适剂量继续治疗，整个疗程通常为1~2年，具体看个人恢复情况。丙硫氧嘧啶：刚开始成人常用剂量为每天300~600 mg，分3~4次服用，病情轻的每天150~300 mg就够，待症状缓解、指标好转后，每2~4周减少50~100 mg，整个疗程一般也是1~2年。服药期间要严格遵循医嘱，注意剂量和时间，定期复查甲状腺功能指标（一般每1~2个月复查一次）。用药过量可能导致甲减，不足则甲亢症状很难控制，饮食上要少吃海带、紫菜、海鱼等高碘食物，有助于控制病情。

● 甲减治疗有方法

出现甲减情况，可能要用左甲状腺素钠片补充甲状腺激素。起始剂量根据患者体重、年龄、甲减程度等确定，无心脏病等特殊情况的成年患者，一般每天50~100 μg，年龄大或有心脏病的患者每天25~50 μg就行啦，之后每2~4周复查甲状腺功能指标，根据促甲状腺激素等指标变化，每次增加25~50 μg，逐渐调到合适的维持剂量，让甲状腺功能指标恢复正常。药要在早餐前半小时空腹服用，应每天差不多时间服药以保证药物稳定吸收、发挥最佳疗效。适当增加碘摄入，但要避免过量。

总之，甲状腺功能异常者得长期监测、规范治疗，和医生密切沟通，按安排做检查、服药，才能维持甲状腺功能正常，

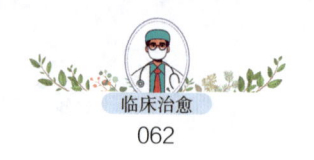

不影响干扰素使用。

（五）应对皮疹等皮肤问题，呵护肌肤健康

当用干扰素出现自身免疫性疾病相关的皮疹等皮肤问题时，要这样应对。

● 做好皮肤护理基础工作

保持皮肤清洁很重要。每天用温水轻轻清洗皮疹部位，别用刺激性强的肥皂或沐浴露，洗完用柔软干净的毛巾轻轻擦干，避免用力擦拭；还要尽量别搔抓皮疹部位，不然皮肤容易破损感染，让皮疹更严重甚至留疤；可以选温和无刺激的保湿霜，像不含香料、乙醇等成分的，涂在较严重皮疹周围的正常皮肤上及轻微皮疹部位，保持皮肤的水分，利于修复。

● 依皮疹程度选择治疗方法

要是皮疹比较轻微，医生可能建议用外用药物，像炉甘石洗剂，用前摇匀，用棉签蘸取适量轻轻涂在皮疹处，每天涂 3~4 次，能止痒、收敛，缓解瘙痒不适。或者用氢化可的松乳膏等糖皮质激素类药膏减轻皮肤炎症反应：对于局限性、轻微皮疹，刚开始每天涂 2~3 次，取适量药膏薄薄涂在皮疹部位就行，别涂太厚。按医生指导用药，避免长期大面积用药，连续使用最好别超过 2 周，防止出现皮肤变薄、色素沉着、毛细血管扩张等不良反应，脸部、皮肤褶皱处等敏感部位用药前先咨询医生哦。要是皮疹严重或外用药物效果不好，可能得内服药物治疗，像抗组胺药物（如氯雷他定、西替利嗪等）能缓解瘙痒症状，对伴有过敏反应的皮疹有效。氯雷他定的成人常用剂量为每天 10 mg，每天服 1 次，饭后服能减轻对胃肠道的刺激；西替利嗪的成人剂量一般为每天

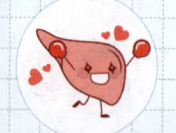

10 mg，也是 1 次服完，症状严重者可适当增加剂量，但最多每天 20 mg。服药期间可能有嗜睡、口干等不良反应，要避免开车、操作危险机器设备等。更严重的话，可能要用免疫抑制剂等药物，不过得在医生严格评估指导下用。像环孢素，刚开始剂量一般为每天每千克体重 3~5 mg，分 2 次服用，再根据病情和身体耐受情况慢慢调整剂量。在用药期间要密切观察皮疹变化和身体其他反应，注意个人卫生，少去人员密集、易感染的地方，要是出现发热、咳嗽、乏力等异常症状，赶紧去医院看看。

总之，不管外用药物还是内服药物，都得严格按医生嘱咐来使用，还得定期复查，看皮疹恢复情况，努力让皮肤尽快好起来。

（六）守护肾脏健康，应对肾功能损害

医生会安排规律的肾功能相关检查，像血肌酐、血尿素氮、尿 α_1/β_2 微球蛋白、胱抑素 C 及尿常规等都是重点监测对象，它们能从不同方面反映肾脏情况。通过持续监测，能及时掌握肾功能变化，知道是损害加重、稳定还是好转呢。

• 根据肾功能损害程度调整治疗

要是肾功能轻度异常，医生可能考虑适当减少干扰素使用剂量，后续接着密切观察肾功能指标和患者整体状况，看调整后肾功能能不能稳定，损害能不能被控制。要是肾功能损害严重，比如血肌酐持续大幅升高、蛋白尿增多等，医生大概率会暂停干扰素，防止肾功能进一步受损，然后根据病情选对肾脏影响小的其他抗病毒药物继续治疗慢性乙肝，在控制乙肝病情的同时保护肾脏健康。

• 多管齐下改善肾脏状况

要是因为干扰素影响肾脏血流灌注，导致供血不足损害肾脏，

可用前列地尔这类扩张肾脏血管的药物，让肾脏有充足的血液供应，维持正常代谢和滤过功能。要是肾功能损害伴随肾脏局部炎症，医生会按具体炎症情况用糖皮质激素等抗炎药物，减轻肾脏局部炎症，缓解受损情况，利于肾功能恢复。当肾功能损害严重时，可能出现水、电解质和酸碱平衡紊乱，像血钾过高或过低、酸中毒等，医生会通过检测血液生化指标判断具体情况，用补充电解质、服用纠正酸中毒药物等方式让体内状态恢复正常，避免影响其他器官，也有助于肾脏的修复。

• 生活中注意养护肾脏

生活方面也要注意，饮食上遵循低盐、优质低蛋白原则：少盐就不会加重肾脏水钠潴留负担，选瘦肉、鱼类、蛋类等富含优质蛋白的食物，既能满足营养需求，又能减轻肾脏代谢压力，对肾脏十分友好。喝水要适度，保证每天有适宜尿量，排出代谢废物，但别喝太多，以免加重肾脏负担。还要规律作息，养成好习惯，保证充足睡眠，让身体能休息好，利于肾脏等器官自我修复，增强抵抗力，从而应对疾病和药物副作用的影响。

（七）改善性功能，提升生活质量

很多患者在出现性功能受损后，容易产生焦虑、抑郁等负面情绪，这反过来又会加重性功能障碍，所以心理辅导很重要。专业的心理咨询师或医生会和患者耐心沟通，帮助患者正确认识性功能受损和干扰素治疗的关系，缓解心理压力，增强对自身状况的接受度，改善心理状态，利于性功能恢复。

• 健康的生活习惯是基础

鼓励患者养成健康规律的生活习惯，保证充足睡眠，适度进

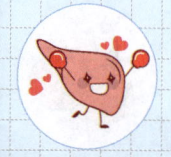

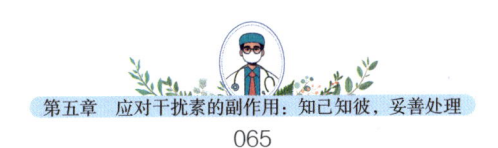

行散步、慢跑、练瑜伽等有氧运动，增强身体素质，改善整体身体功能，对性功能恢复很有帮助。还要戒烟限酒，避免过度劳累和长期熬夜等不良生活方式。

• 药物治疗有针对性

针对男性勃起功能障碍，像西地那非、他达拉非、伐地那非这类 5 型磷酸二酯酶抑制剂能发挥作用，它们能抑制 5 型磷酸二酯酶的活性，让阴茎海绵体内血管平滑肌松弛，使血液更顺畅地流入海绵体，帮助患者勃起。其效果很好，不过用药得严格按医生嘱咐把控剂量和时间，因为可能和干扰素或其他药物、疾病有相互作用，不能随意增减剂量。部分男性因干扰素使雄激素水平下降而发生性功能问题，经检测确定睾酮等雄激素水平低且符合适应证的，可在医生指导下用雄激素类药物补充，但要严格按方案定期复查雄激素水平和其他身体指标，防止出现前列腺增生、肝功能损害等不良反应。对于男女性欲减退情况，像曲唑酮这类精神类药物在特定情况下能起作用，它能调节大脑中和情绪、性欲相关的神经递质水平，在改善情绪的同时对部分患者性欲有积极影响，但本身有副作用，需在医生全面评估病情、权衡利弊后判断用不用。要是女性因干扰素治疗出现性欲减退等性功能问题，检查发现是雌激素等相关激素水平紊乱导致的，医生会根据情况选择雌激素补充剂或调节雌激素分泌的药物。男性除了补充雄激素，还可用调节促性腺激素等相关激素分泌的药物改善性功能，但这些都得在医生严密监测下适量使用，并留意身体对药物的反应和激素水平变化。在射精异常（男性）或性高潮障碍（女性）方面，甲钴胺这类能改善神经功能的药物可以帮忙，它能促进神经细胞修复再生，调节神经信号正常传递，不过起效慢，要耐心按疗程服用，配合定期复查掌握治疗效果。

• 辅助器具来助力

使用辅助器具也是解决办法之一。男性可以用真空勃起装置，把阴茎放进去，通过手动或电动抽气让套筒内形成负压，促使血液流入海绵体实现勃起，安全、无创、使用方便，但要掌握正确的操作方法，避免损伤阴茎，而且效果因人而异。要是勃起功能障碍很严重，经过多种保守治疗还不行，建议停止干扰素治疗。女性要是出现性唤起障碍，阴道干涩、缺乏润滑液影响性生活质量，水溶性润滑剂是个好选择。它能模拟人体自然润滑液，减少摩擦，让性生活更顺畅舒适，但要选择正规合格的产品。当夫妻双方意见达成一致时，像按摩棒、跳蛋等情趣用品也可适当使用，能帮助女性唤起性感觉，增加性刺激，缓解性生活不愉快问题，但也要保证产品质量合格、安全卫生哦。

总之，面对性功能损害，不管选药物还是辅助器具，都要先和医生充分沟通，按专业建议选择合适的方法，密切关注身体反应和治疗效果，这样才能改善性功能，保障健康和提高生活质量。

（八）应对脱发烦恼，守护秀发健康

在干扰素治疗过程中，出现脱发问题确实挺让人烦恼的，不过别着急，咱们可以从以下几个方面来应对，守护好自己的秀发。

• 加强头皮护理很关键

想要保持头皮的清洁卫生，应选择温和无刺激的洗发水定期洗头，像含天然植物成分、无硅油且酸碱度接近头皮的酸碱度的洗发水就挺合适，避免用清洁力过强或含刺激成分的洗发水，不

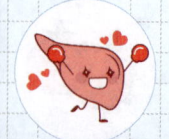

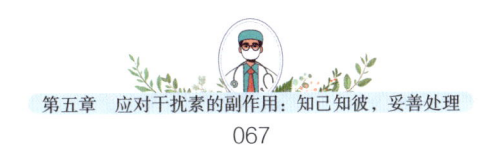

然会损伤毛囊,加重脱发。在洗发时动作要轻柔,用指腹轻轻揉搓头皮,别用指甲抓挠,从发根到发梢顺着头发方向揉搓,在冲洗时让水流自然冲掉泡沫,减少外力拉扯头发,维持发量稳定。而且,平时也应尽量避免频繁地烫、染头发,烫、染剂中的化学物质对头发和毛囊伤害也不小,应该让头发处在一个相对健康的生长环境里。

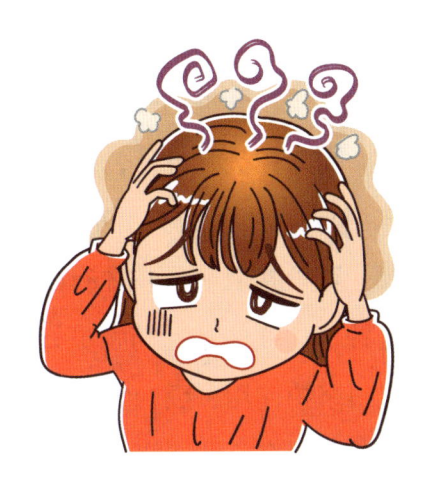

● 合理补充营养物质

在日常生活中应多吃富含蛋白质、维生素和微量元素的食物。瘦肉是优质蛋白来源,对毛囊健康好;鱼类营养丰富,可滋养毛囊细胞;蛋类促进毛囊新陈代谢;新鲜蔬菜、水果含各类维生素和微量元素,能保障毛囊正常生理功能,支持毛发健康生长。如食物补充不够,在医生指导下,可适当补充一些针对性的头发营养补充剂,如生物素,其对于强化头发韧性及促进头发生长均能发挥积极作用;锌制剂也较为常用,能够辅助调节毛囊的部分生理功能,从营养角度助力改善脱发状况。

● 正确使用外用产品同样重要

可遵循医嘱,选用有助于促进头发生长、改善毛囊周边微环境的外用药物或生发产品。

以米诺地尔溶液为例,它可是临床上常用的外用生发好帮手。一般市面上常见的米诺地尔溶液有不同的浓度,男性通常可

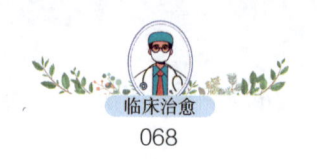

以选择5%浓度的，女性则更适合2%浓度的，这是因为相对来说男性头皮耐受性稍强，不过具体还是要听医生的建议。使用的时候，要先把头发分区，露出头皮，然后用喷头或者滴管将米诺地尔溶液均匀地涂抹在头皮上，注意不要只涂在头发表面，一定要让药液接触到头皮才行。涂抹完，再用指腹轻轻按摩头皮3~5分钟，这样能帮助药物更好地被吸收。每天使用1~2次就行，不过得坚持使用，因为它可不是用个两三天就能看到效果的，可能得用上几个月才能慢慢发现头发变得浓密了一些。刚开始用的时候，有些朋友可能会经历一个"狂脱期"，就是感觉掉的头发好像变多了，这其实是正常现象，不用太担心，只要继续坚持使用，后续就会有新头发长出来。

除了米诺地尔溶液，复方斯亚旦生发酊也是个不错的选择。使用的时候，先用棉签蘸取适量的药液，然后从脱发比较明显的地方开始，一点一点地往周围涂抹，涂抹的范围要覆盖整个头皮有脱发情况的区域。每天可以涂抹3次。在涂抹完后可以稍微等一会儿，让药液在头皮上多停留一会儿，更好地发挥作用。

另外，一些像头皮营养液之类的产品，如果成分安全、有滋养毛囊等功效的话，也可以适量使用，但同样要按照产品说明书及医生的建议使用。

● 保持良好的心态与生活习惯

心态对脱发问题的影响也不容忽视。要是因为脱发整天忧心忡忡、焦虑不安的话，可能会让内分泌系统等出现紊乱，反而不利于头发生长。所以要尽量保持乐观积极的良好心态，正视脱发这个情况，相信通过合理的应对措施，脱发情况是可以慢慢改善

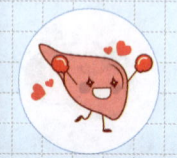

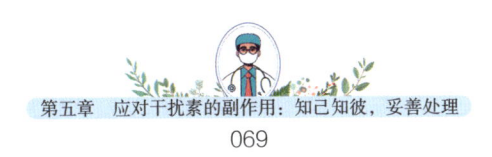

的。同时，养成良好的生活习惯也很重要：要保证充足的睡眠，让身体能有精力去进行自我修复和调节，毕竟头发的生长也和身体整体的健康状态息息相关。还要避免长时间处在精神压力过大的状态下，应适当给自己减压，比如通过听音乐、运动、和朋友聊天等方式放松心情。适度运动可以促进血液循环，让头皮上的毛囊能获得更充足的营养供应，对头发健康生长也是有帮助的。

三、长效干扰素的用药调整

（一）调整长效干扰素剂量

• 适当减量

当患者使用长效干扰素后出现不良反应，而慢性乙肝病情又仍需长效干扰素持续治疗时，可考虑适当减少剂量。比如，初始剂量为 180 μg，每周一次，若出现血细胞减少（如白细胞、血小板计数下降）、甲状腺功能异常或者轻度精神方面不良反应（像抑郁、焦虑等），经医生评估后可减为 135 μg，每周一次。之后要持续观察不良反应变化，同时密切监测 HBV DNA 定量、肝功能指标等，以此判断治疗效果能否维持。剂量调整幅度需精准依据患者对药物的耐受性及慢性乙肝病情需求来确定，避免减量过多影响疗效或减量过少无法缓解

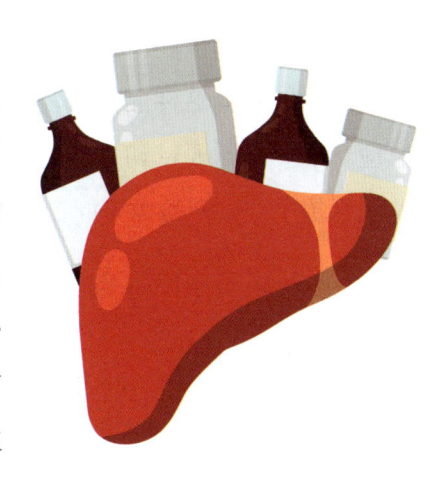

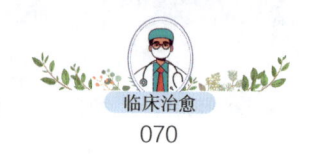

不良反应。

• 个体化探索合适剂量

不同患者对长效干扰素耐受剂量不同，治疗起始可从较低安全剂量开始，再根据患者反应逐步调整剂量，探寻既能保证疗效又能减少不良反应的个体化剂量。例如，先以 90 μg 每周一次用药，观察 1~2 周，若无明显不良反应但治疗效果不理想，可谨慎加量至 135 μg 每周一次，后续再根据患者身体反应及病情变化动态调整剂量。

（二）延长长效干扰素用药间隔

在使用长效干扰素出现不良反应后，可适当延长用药间隔。长效干扰素本身用药间隔相对普通干扰素长，当出现持续乏力、发热、肌肉酸痛等影响生活质量的不良反应时，在医生指导下，可延长用药间隔。这样能让机体有更多时间应对药物刺激，减轻不良反应影响。同时要密切关注慢性乙肝病情变化（如病毒载量、转氨酶水平等），以便按需及时调整用药间隔，维持抗病毒治疗作用。

（三）更换不同品牌或亚型的长效干扰素

• 不同品牌更换

虽然长效干扰素主要成分和作用机制相似，但不同厂家生产的产品在辅料、药物纯度、生产工艺等方面存在差异，可能导致患者不良反应情况不同。若患者使用某品牌长效干扰素出现难以耐受的不良反应，如注射部位严重红肿、有硬结或全身不良反应明显，经医生评估后可更换其他品牌长效干扰素，后续观察不良反应是否减轻及慢性乙肝治疗效果能否维持。

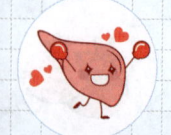

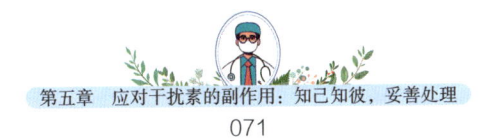

● 不同亚型选择

长效干扰素有多种亚型，不同亚型在药物活性、与机体受体结合能力、不良反应发生概率等方面有差别。若患者对正在使用的某亚型长效干扰素不良反应严重，可尝试更换为其他亚型长效干扰素，比如从长效干扰素 α-2b 换为长效干扰素 α-2a。换药后要密切监测患者身体反应，确保能减少不良反应发生，同时保障慢性乙肝治疗效果。此更换操作需在专业医生严格把控和全程监测下进行，因为不同亚型疗效和安全性在个体上的表现不确定。

小结

面对干扰素的各种副作用，只要我们做到心中有数，按照科学合理的方法去应对，就能够最大限度地减轻副作用带来的影响，让干扰素在治疗疾病的过程中发挥出应有的作用，帮助我们更好地走向健康。希望通过上述科普知识的学习，大家能对干扰素副作用的应对有更全面、更清晰的认识，往后在治疗过程中，心里更有底，更加从容自信，不用再为这些副作用而过度烦恼。

互动思考

在应对干扰素副作用的方法中，你觉得哪些最容易实施？对于缓解干扰素副作用，你有哪些自己的经验或想法？

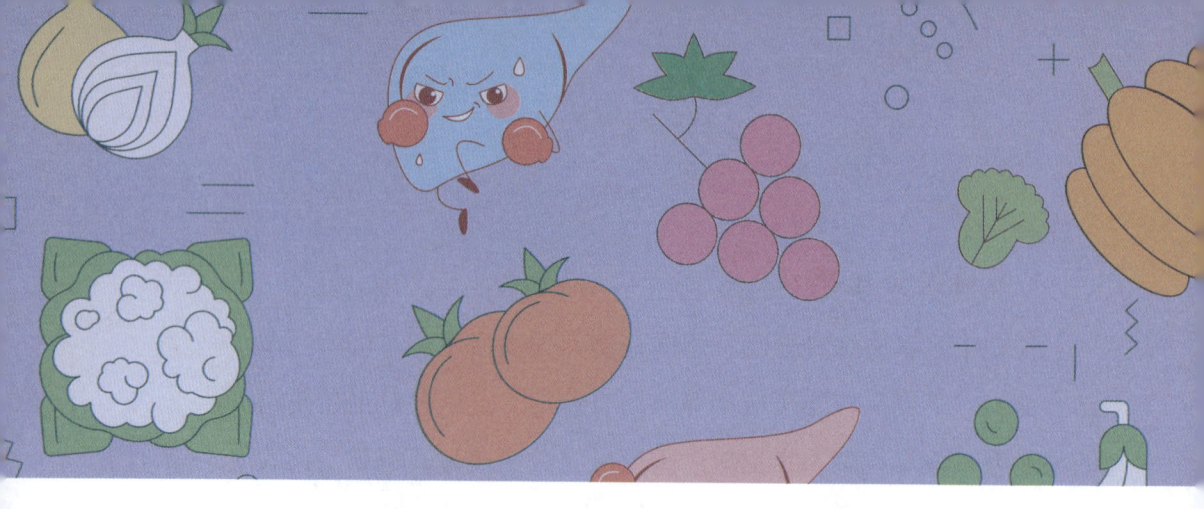

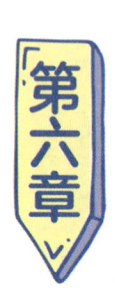

第六章 干扰素治疗实现慢性乙肝临床治愈：优选对象的甄别与选择

内容提要

本章重点探讨接受干扰素治疗的慢性乙肝临床治愈优选对象的甄别与选择。多维剖析了慢性乙肝临床治愈潜在优势人群，如低 HBsAg 水平患者、HBeAg 阳性且实现血清学转换者、低病毒载量患者、年轻患者、无并发症患者、初治和经治患者等各自的临床治愈优势；梳理了慢性乙肝临床治愈优选对象的选择要点，包括全面评估各项指标的选择框架、确定关键指标权重的思路，以及面对复杂情况的个体化选择考量。

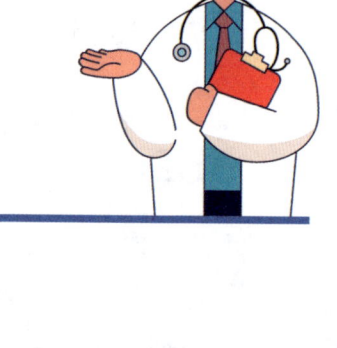

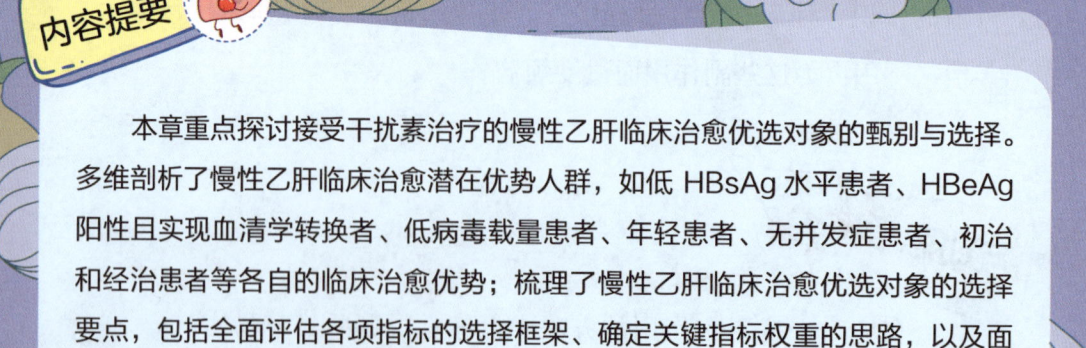

第六章 干扰素治疗实现慢性乙肝临床治愈：优选对象的甄别与选择

在慢性乙肝等疾病的治疗之路上，干扰素治疗有着举足轻重的地位，它宛如一把关键的"钥匙"，有望打开临床治愈的大门。然而，并非所有患者都能同等受益于干扰素治疗，其疗效在不同个体身上存在着明显差异。这就好比一把锁只能被特定的钥匙开启，我们需要精准地甄别出那些更有可能通过干扰素治疗实现临床治愈的优选对象，让治疗资源得以高效利用，同时也能最大限度地提升患者的临床治愈希望。

究竟哪些特征、指标能帮助我们从众多患者中准确地筛选出干扰素治疗实现慢性乙肝临床治愈的优选对象呢？又该依据怎样的标准和方法去进行合理选择呢？这一系列问题亟待我们深入探讨，下面就让我们一同寻找答案。

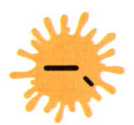

一、慢性乙肝临床治愈潜在优势人群的多维剖析

（一）低 HBsAg 水平患者：病毒学与免疫特征带来的治愈希望

对于那些 HBsAg 水平比较低的慢性乙肝患者来说，他们在追求临床治愈的道路上，也是有着挺多有利因素的。咱们先来讲讲这 HBsAg 和乙肝病毒复制之间的关系。HBsAg 水平低，就意味着乙肝病毒的复制活跃度相对比较低。你可以想象一下，如果乙肝病毒繁殖的速度慢下来了，数量没那么多了，那对肝细胞的"破坏"自然也就没那么厉害了，肝脏就不用一直处在那种被乙肝病毒"疯狂攻击"的状态里，整体的炎症反应也就相对缓和多了，肝脏就能有更多的时间和精力去进行自我修复。

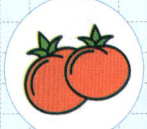

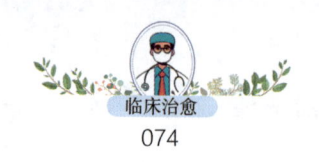

再说说免疫系统这边。HBsAg 水平低可能说明咱们身体里的免疫系统已经开始发挥作用，对乙肝病毒有了一定程度的"管控"。就好像身体里有一支"小军队"，已经慢慢察觉到了乙肝病毒这些"小坏蛋"的存在，并且开始采取行动，对它们进行有效的"约束"了。免疫系统里的那些免疫细胞，像 T 淋巴细胞、B 淋巴细胞等，它们就更容易发现被乙肝病毒感染的肝细胞，然后去发动"攻击"，把乙肝病毒一点点地清除掉。

还有一点很重要：在进行抗病毒治疗的时候，HBsAg 水平低的患者往往对治疗的反应会更好。给这些患者用同样的治病"武器"，这些治病"武器"能发挥出更大的威力来。比如在用一些抗病毒药物或者免疫调节药物后，他们的 HBsAg 下降的速度通常会更快一些，转阴的可能性也更大。在朝着慢性乙肝临床治愈这个目标前进的路上，他们走得更顺、步子迈得更大。

所以，从这些方面来看，HBsAg 水平低的患者在实现慢性乙肝临床治愈这件事儿上，可是有着不小的希望，只要好好配合治疗，很有可能就能达到慢性乙肝临床治愈的目标。

（二）HBeAg 阳性且实现血清学转换者：免疫状态与慢性乙肝临床治愈的关联

对于那些 HBeAg 阳性、后来又实现了血清学转换的患者来说，这里面可是藏着很多积极的信号，这和能不能实现慢性乙肝临床治愈有着很紧密的联系。

咱们先来说说 HBeAg 这个东西，它就像是乙肝病毒在身体里"搞破坏"时的一个"小标记"，如果它是阳性的，那就意味着乙肝病毒在身体里正复制得挺活跃，对肝脏正在造成伤害。可

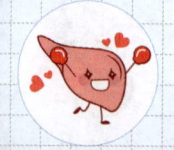

是，经过治疗后，要是实现了血清学转换，也就是 HBeAg 变成阴性了，同时还出现了抗-HBe，这可就不一样啦。这就说明身体里的免疫系统开始"觉醒"了，变得强大起来了，已经慢慢能控制住那些疯狂复制的乙肝病毒，让它们没办法再那么肆意地繁殖了。这可是走向慢性乙肝临床治愈很重要的一步。因为免疫系统一旦"发威"了，后续只要继续通过合理的巩固治疗，像给"军队"持续补充"弹药"、加强训练一样，就有可能把身体里剩下的那些乙肝病毒一点一点地清除，最终实现慢性乙肝临床治愈的目标。所以说，这类患者在朝着慢性乙肝临床治愈迈进的道路上，已经有了一个很不错的开头，有着很大的潜力。

（三）低病毒载量患者：病毒学特征指向的临床治愈可能

慢性乙肝患者体内的病毒载量比较低，有利于追求临床治愈。咱们可以把乙肝病毒想象成一群"小坏蛋"，病毒载量低就意味着这些"小坏蛋"的数量比较少，那它们对肝细胞的"攻击"和"破坏"自然就没那么厉害了。肝脏整体的炎症反应也会相对比较缓和，身体里的这场"战争"就没有那么激烈。

在进行抗病毒治疗的时候，医生给开的那些药，就更容易发挥作用了。比如说用核苷（酸）类似物来抗病毒，这些药物就像是专门对付乙肝病毒的"小能手"，面对数量少的乙肝病毒，它们就能很快地把这些乙肝病毒的数量降低，甚至能让病毒载量下降到检测下限以下，让它们在身体里几乎都"藏不住"了。然后，身体的免疫系统就可以更轻松地去把剩下的那些残余乙肝病毒清除，就像打扫战场一样，把最后的"敌人"消灭，这样一来，慢性乙肝临床治愈的可能性就大大增加了。所以说，从病毒学这个角度来看，低

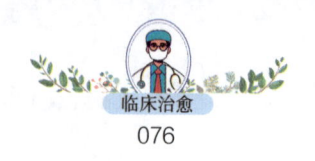

病毒载量的特点给慢性乙肝临床治愈带来了挺多希望。

（四）年轻患者：身体功能与慢性乙肝临床治愈前景

年轻对于慢性乙肝患者来说，在追求慢性乙肝临床治愈的道路上可是个挺有优势的条件。为啥这么说呢？因为年轻人的身体就像一台刚出厂没多久、性能良好的机器一样，各方面都处在比较好的状态。

就拿新陈代谢来说吧，年轻人的新陈代谢速度比较快。新陈代谢就好比身体里的一个"清洁小助手"，它能快速地把身体里的一些"垃圾"清理出去，同时也能让营养物质更快地被吸收和利用起来。在对抗乙肝病毒的时候，这种快速的新陈代谢就意味着身体能更快地把那些因为乙肝病毒感染而产生的有害东西代谢掉，给肝脏创造一个相对好的恢复环境。

再说说免疫系统。年轻人的免疫系统就像一支充满活力、反应迅速的"军队"。一旦发现乙肝病毒这个"敌人"入侵，免疫系统就能很快地察觉，然后迅速组织起各种免疫细胞、免疫因子这些"士兵"，去和乙肝病毒展开战斗，对乙肝病毒进行识别、攻击，努力把它们清除。而且，肝脏本身也有很强的再生能力，年轻人的肝细胞就像有着旺盛生命力的"小种子"，虽然受到了乙肝病毒的损伤，但它们能更快地再生出新的健康细胞来，让肝脏更快地恢复到正常状态。

在使用干扰素这类药物进行治疗的时候，年轻人的身体也更容易适应药物带来的那些调节作用。干扰素可以帮助激活免疫系统，让免疫系统更好地去对付乙肝病毒，就像给"军队"提供了更厉害的"武器"和"战术"一样。所以在这样的情况下，年轻

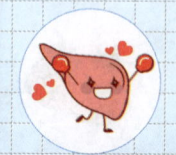

人实现慢性乙肝临床治愈的可能性就相对更大一些，在通往康复的道路上，他们能走得更顺更快一些。

（五）无并发症患者：单纯病情下的慢性乙肝临床治愈优势

那些没有并发症的慢性乙肝患者，在慢性乙肝临床治愈方面也有着自己独特的优势。你想啊，如果一个人只有慢性乙肝这一种病，那就相当于身体只需要集中精力去对付这一个"敌人"就好。没有其他疾病来捣乱，身体的整体内环境就比较稳定，肝脏也就可以一门心思地去应对乙肝病毒带来的挑战了。在治疗的时候，医生可以专门针对乙肝病毒来制订治疗方案，不用去担心别的疾病会影响治疗效果，或者治疗别的疾病的药物和治疗乙肝病毒的药物产生不好的相互作用。比如说，在选择抗病毒药物的时候，就不用考虑这个药会不会对其他疾病有不好的影响，或者会不会和其他药"打架"，导致不良反应变多之类的问题。

这样一来，治疗过程就能进行得更顺利，医生可以按照最适合慢性乙肝患者的方法来用药、调整方案，一步一步地引导患者身体去清除乙肝病毒，让肝脏慢慢恢复健康，所以这种单纯的病情更有利于患者朝着慢性乙肝临床治愈的方向稳步前进，就好像在一条平坦的大道上朝着目标走去一样。

（六）初治和经治患者：不同治疗起点的慢性乙肝临床治愈考量

初治患者和经治患者在考虑慢性乙肝临床治愈的时候，各有各的特点。

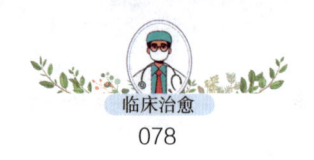

先说初治患者吧,他们就像是一张什么也没有画过的"白纸",之前没有用过什么药物来治疗慢性乙肝,身体对接下来要用的抗病毒药物等,通常有着比较好的接受能力和适应能力。医生就可以根据患者具体的病情,从一开始就好好地制订一个全面、科学的治疗方案,就像给他们规划好一条最合适的"跑道"一样,引导着身体的免疫系统去和乙肝病毒"战斗",抓住这个最佳的治疗时机,争取让治疗效果达到最好,一步一步朝着慢性乙肝临床治愈的目标迈进。

经治患者身上也有自己的优势。他们在之前的治疗过程中,积累了不少关于自己身体对药物反应、病情变化等的经验,就像已经走过了一段路,知道哪里有坑、哪里好走一样。医生就可以根据这些经验,更有针对性地去调整后续的治疗方案。比如说,如果之前用的一种药物效果不太好,那医生就可以考虑换一种更有效的药物,或者看看怎么搭配几种药物一起用,效果会更好,就像给患者换一双更合脚的"鞋子",或者调整一下"跑步"的姿势一样,患者同样也有机会实现慢性乙肝临床治愈,只是需要把之前的治疗经历好好分析,然后更细致地去规划后面的治疗过程。

你看,无论是低 HBsAg 水平患者、HBeAg 阳性且血清学转换者,还是低病毒载量患者、年轻患者、无并发症患者及初治和经治患者,每一类人群都有着自己独特的优势,在慢性乙肝临床治愈的道路上都有着不小的"跑赢"机会。只要根据各自的情况,积极地去接受治疗,都有可能战胜乙肝病毒,恢复健康。

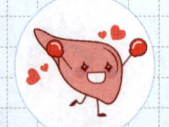

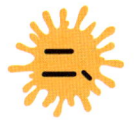

二、慢性乙肝临床治愈的优选对象选择要点梳理

（一）全面评估各项指标的选择框架

在探寻慢性乙肝临床治愈的优选对象时，构建一个全面评估各项指标的选择框架是至关重要的基础环节。这一框架犹如一张精密的滤网，旨在从多个维度筛出那些最有希望实现慢性乙肝临床治愈的患者个体。

首先，乙肝两对半作为乙肝病毒感染的基础标志物检测，其每一项指标都蕴含着关键信息。HBsAg 是判断是否感染乙肝病毒的首要"信号灯"，其定量数值的高低不仅代表着乙肝病毒存在与否，更是在整个治疗过程中持续受到关注的重要指标。在慢性乙肝临床治愈的考量中，HBsAg 是否持续下降及最终能否转阴，对于判断是否达到慢性乙肝临床治愈状态起着决定性作用。例如，在一些临床研究及实际治疗案例中发现，那些经过系统抗病毒治疗，HBsAg 水平逐渐降低，最终实现转阴，同时伴有抗 -HBs 转阳的患者，往往意味着机体已经成功清除了乙肝病毒，达到了临床治愈的理想状态。

HBeAg 同样不容忽视，它直观反映着乙肝病毒在体内的复制活跃度。HBeAg 阳性说明乙肝病毒正处于活跃复制阶段，而经过治疗实现血清学转换，即 HBeAg 转阴且抗 -HBe 转阳，这一变化表明机体免疫系统开始对乙肝病毒复制发挥有效的抑制作用，是走向临床治愈的一个积极信号。此外，虽然仅靠抗 -HBc 不能单独精准判断当下病情，但它记录着曾经感染乙肝病毒的历史，结合其他指标能帮助医生更全面地了解患者的感染史及病情发展脉络。

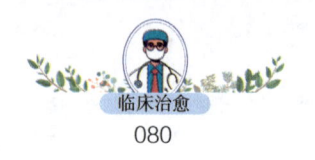

HBV DNA 定量检测在这个选择框架中扮演着"量化仪"的角色，它能够运用先进的分子生物学技术，精准地测定患者体内乙肝病毒的实际载量情况，如同给医生提供了一双能看清乙肝病毒数量的眼睛。病毒载量的高低直接影响着治疗策略的制订及对临床治愈可能性的预估。在评估过程中，低病毒载量往往意味着后续抗病毒治疗的难度相对较小，药物更容易发挥作用，将乙肝病毒定量抑制到检测下限以下，进而为机体免疫系统清除残余乙肝病毒创造有利条件，极大地增加了慢性乙肝临床治愈的希望；相反，高病毒载量则提示病情较为复杂，需要更具针对性且强有力的治疗手段来控制乙肝病毒复制，实现慢性乙肝临床治愈的路途可能会更加曲折。

肝功能检测所涵盖的一系列指标，从不同角度反映肝细胞的功能状态和损伤程度。ALT 和 AST 是肝细胞内的忠诚"卫士"，当肝细胞受到乙肝病毒侵袭或者其他致病因素影响而受损时，它们会"离岗"，被释放到血液中，导致血液中这两种酶的含量升高，提示肝脏正处于炎症反应阶段。胆红素的代谢与肝脏的摄取、结合及排泄功能密切相关，胆红素水平异常升高往往意味着肝脏在代谢这一环节出现了问题，可能是肝炎、肝纤维化等肝脏疾病导致的结果。白蛋白作为肝脏合成的重要蛋白质，其在血液中的含量高低直接体现肝脏的合成功能是否正常。若白蛋白水平持续稳定或逐渐回升，通常预示着肝功能在治疗后得到了改善，是病情好转及有望实现慢性乙肝临床治愈的积极表现之一。

肝硬度值检测则聚焦于肝纤维化程度这一关键病理变化。通过诸如 FibroScan 等先进手段，能够无创地测量肝脏的硬度数值，以此来推断肝脏内部纤维组织的增生情况。肝纤维化是慢性乙肝

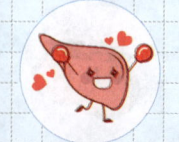

病情进展过程中的一个重要阶段，若能在早期发现并控制肝纤维化程度，避免其进一步发展为肝硬化，对于实现慢性乙肝临床治愈有着重要意义。例如，对于那些肝硬度值处于轻度升高阶段的患者，通过及时有效的抗纤维化治疗及抗病毒治疗，有可能逆转肝纤维化，恢复肝脏正常结构和功能，提高慢性乙肝临床治愈的成功率。

特殊检测项目中的 HBV RNA、乙肝核心相关抗原（HBcrAg）等指标，近年来在慢性乙肝临床诊疗领域备受关注。它们宛如"隐秘的线索"，从不同角度为医生揭示乙肝病毒的转录活性、感染状态及与 HBV cccDNA 相关的关键信息。HBV RNA 主要反映乙肝病毒的转录过程，其数值变化可以帮助医生判断当前抗病毒治疗对乙肝病毒转录环节的抑制效果，进而调整治疗方案，助力慢性乙肝临床治愈目标的实现；HBcrAg 与 HBV cccDNA 的转录活性密切相关，通过监测其水平变化，能更全面地了解乙肝病毒在肝细胞内的"活跃程度"及机体免疫系统与之对抗的情况，为预测慢性乙肝临床治愈的可能性提供有力参考。

综合考量上述所有指标，医生才能像拼图一样，将各个碎片化的信息拼凑完整，构建出患者病情的全貌，从而依据这一全面的评估框架，更为精准地筛选出那些在慢性乙肝临床治愈道路上更具潜力的患者个体，为后续制订个体化的治疗方案奠定坚实基础。

（二）确定关键指标权重的思路

在这一复杂的评估体系中，确定各个关键指标权重的思路极具科学性和专业性，它为这场筛选制订了合理的规则，让慢性乙肝临床治愈优选对象的判断更加精准、可靠。

　　HBsAg 定量无疑在权重分配中占据着举足轻重的地位。HBsAg 作为乙肝病毒感染的核心标志物之一，其动态变化与慢性乙肝临床治愈的关系极为紧密。从临床实践角度来看，HBsAg 的持续下降，尤其是下降至较低水平甚至最终转阴，往往是慢性乙肝临床治愈的标志性事件之一。这意味着机体免疫系统已经成功地对乙肝病毒发起总攻，并基本清除了乙肝病毒在体内的"残留势力"。因此，在综合评估患者是否有可能实现临床治愈时，HBsAg 定量情况应被赋予较高的权重。例如，在一些大型的慢性乙肝治疗临床试验中，研究人员会将 HBsAg 定量变化作为首要观察指标。患者在经过一定疗程的治疗后，HBsAg 出现明显且持续的下降趋势，即便其他指标暂时未达到理想状态，也会被视为朝着临床治愈迈进的积极信号，医生会基于此考虑继续优化治疗方案，以期望最终实现 HBsAg 转阴这一关键临床治愈节点。

　　HBeAg 的血清学转换情况同样是关键因素之一。如前文所述，HBeAg 阳性反映乙肝病毒复制活跃，而其转阴并伴随抗 -HBe 转阳的血清学转换过程，代表着机体免疫系统对乙肝病毒复制的有效控制，这是病情好转及向临床治愈迈进的重要阶段性成果。它不仅体现了免疫系统的"觉醒"和"战斗力"，更为后续进一步清除乙肝病毒、修复肝功能等环节奠定了良好基础。所以，在整体的评估权重体系中，HBeAg 的血清学转换情况应占有相当的权重。例如，在制订抗病毒治疗方案的过程中，医生会密切关注 HBeAg 的变化情况，当出现血清学转换时，可能会适当调整药物剂量、用药周期或者考虑联合用药的优化，以巩固这

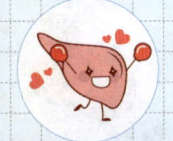

一积极成果，推动患者向慢性乙肝临床治愈目标稳步前行。

肝功能指标虽然众多，但它们在权重分配上各有侧重且相互补充，共同为整体评估提供参考。ALT和AST主要反映肝细胞的即时损伤情况，它们的升高提示肝脏正处于炎症状态，是判断病情活动程度的重要依据。然而，相较于HBsAg等直接与乙肝病毒清除相关的指标，ALT和AST更多是作为辅助性指标，用于了解肝脏当下的功能状态及对治疗的反应情况。例如，在抗病毒治疗初期，若ALT和AST逐渐下降至正常范围，说明当前治疗对控制肝脏炎症起到了积极作用，但这并不意味着已经达到慢性乙肝临床治愈，还需要结合其他关键指标综合判断。因此，它们在权重分配中相对处于中等水平，主要协助医生全面把握肝功能变化，为调整治疗策略提供参考依据。

肝硬度值检测所反映的肝纤维化程度同样不容忽视，其权重的确定取决于肝纤维化在整个病情发展及慢性乙肝临床治愈进程中的关键作用。早期轻度的肝纤维化若能及时干预并逆转，对于改善肝脏整体功能、提高慢性乙肝临床治愈概率有着重要意义。随着肝纤维化程度的加重，治疗难度会相应增加，慢性乙肝临床治愈的可能性也会受到影响。所以，肝硬度值检测结果在评估体系中应占有一定的权重，医生会根据其数值高低来判断是否需要加强抗纤维化治疗，以及调整抗病毒治疗方案，将控制肝纤维化进展作为实现慢性乙肝临床治愈的重要环节之一加以重视。

特殊检测项目中的HBV RNA和HBcrAg等指标，由于它们能够从独特的角度为医生揭示乙肝病毒深层次的活动状态及与慢性乙肝临床治愈的潜在关联，在权重分配上也有着不可忽

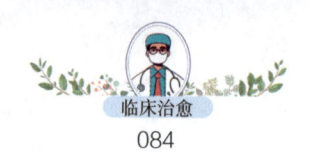

视的地位。HBV RNA 聚焦于乙肝病毒转录活性，其数值的升降直接反映当前抗病毒治疗对乙肝病毒转录环节的抑制效果，对于及时调整治疗方案、精准打击乙肝病毒复制过程有着关键作用，所以在评估慢性乙肝临床治愈潜力时应给予相应的权重。HBcrAg 与 HBV cccDNA 这一乙肝病毒在肝细胞内的"核心命脉"紧密相关，通过监测其水平变化，医生能够更全面、深入地了解乙肝病毒的感染状态及机体免疫系统与之对抗的动态平衡情况，进而对慢性乙肝临床治愈的可能性做出更为准确的预判，因此在权重体系中也占据着一席之地。

通过科学合理地确定各个关键指标的权重，医生能够在面对众多复杂的检测数据时，有条不紊地筛选出那些较有可能实现慢性乙肝临床治愈的患者，就如同在众多繁星中精准定位较亮的那几颗，为后续的个体化治疗和精准医疗提供有力的导向，使每一个治疗决策都更贴合患者的实际病情，最大限度地提高慢性乙肝临床治愈概率。

（三）面对复杂情况的个体化选择考量

在慢性乙肝临床实践中，患者的病情往往呈现出各种各样的复杂情况，这就要求医生在确定慢性乙肝临床治愈优选对象时，必须充分考虑个体化选择考量这一重要环节，犹如量体裁衣般，为每一位患者制订最适合他们的评估与治疗方案。

有时候，患者的各项检测指标之间可能会出现相互矛盾的情况，这给临床判断带来了极大的挑战。例如，部分患者虽然病毒载量较低，从 HBV DNA 定量检测来看似乎病情相对较轻，但肝硬度值检测却显示肝纤维化程度较重。这种看似矛盾的现

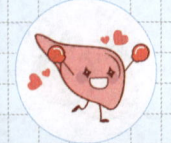

象背后可能隐藏着多种原因，也许是患者曾经经历过隐匿性的肝脏炎症阶段，虽然当下乙肝病毒复制不活跃，但之前造成的肝脏损伤已经引发了较为严重的肝纤维化病变；又或许是患者本身存在一些其他影响肝纤维化进程的因素，如遗传易感性、长期的不良生活习惯（像长期熬夜、不合理饮食等）。面对这样的情况，医生不能仅仅依据病毒载量低这一单一因素就轻易判定其临床治愈的可能性较高，而是需要深入探究肝纤维化的成因，综合考虑患者的生活方式、家族病史等多方面因素。比如，详细询问患者家族中是否有肝脏疾病遗传史，了解其日常饮食结构是否富含对肝脏有益的营养成分，以及是否存在长期饮酒等不良习惯，再结合肝脏的其他功能指标、影像学检查结果等，全面评估后才能对该患者是否适合作为慢性乙肝临床治愈的优选对象做出更为准确的判断，进而制订出针对性的治疗方案，既注重控制乙肝病毒复制，又着重于抗纤维化治疗，双管齐下，以提高实现慢性乙肝临床治愈的概率。

对于初治患者而言，尽管他们尚未经历过各种药物治疗的影响，理论上身体对后续治疗手段有着较好的适应性，但个体差异依然不容忽视。年龄就是一个重要的个体化因素，比如一位年龄较大的初治患者，即使其他检测指标显示出一定的慢性乙肝临床治愈潜力，但年龄增长导致的身体功能逐渐衰退，肝细胞的再生能力和免疫系统的反应能力相对年轻人都会有所减弱，这就需要医生在考虑临床治愈可能性时更加谨慎。此时，除了关注常规的慢性乙肝相关指标外，还需全面评估患者的整体身体状况，包括是否合并其他慢性疾

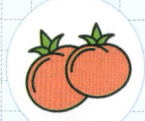

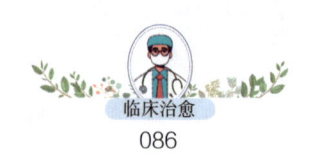

病（如高血压、糖尿病等），这些并发症可能会影响肝脏的代谢功能及对治疗药物的耐受性，进而影响慢性乙肝临床治愈的进程。医生可能会根据患者的具体情况，在选择抗病毒药物时，优先考虑那些对身体其他器官功能影响较小、耐受性较好的药物，同时密切监测药物的不良反应及病情变化，根据实际情况灵活调整治疗方案，以最大限度地保障治疗的安全性和有效性，助力患者向慢性乙肝临床治愈目标迈进。

经治患者已经历过一定阶段的治疗，情况则更为复杂多样。他们在前期治疗过程中可能出现过对某些药物耐药、治疗效果不佳或者病情反复等情况，这些过往的治疗经历都成为后续选择慢性乙肝临床治愈优选对象时需要重点考量的因素。例如，一位经治患者之前使用过某种核苷（酸）类似物进行抗病毒治疗，但出现了耐药现象，导致病毒载量再次升高，肝功能受到影响。在这种情况下，医生在重新评估其临床治愈可能性时，就需要详细分析之前耐药的原因，通过乙肝病毒耐药基因检测等手段，了解乙肝病毒的变异情况，进而选择更合适的替代药物或者调整联合用药方案。同时，还要结合患者在前期治疗过程中肝功能的变化趋势、其他指标的波动情况及身体对药物的整体耐受性等因素，综合制订出一个既能克服耐药问题，又能有效控制乙肝病毒复制、促进肝功能恢复的个体化治疗方案，为实现慢性乙肝临床治愈创造条件。

此外，患者的心理状态、依从性及社会支持系统等因素也在个体化选择考量的范畴之内。有些患者虽然在指标上显示有

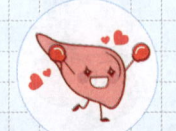

一定的临床治愈希望，但由于心理压力过大，对治疗缺乏信心，而依从性较差，不能按时按量服药或者定期复查，这无疑会影响治疗效果，降低临床治愈的可能性。医生在面对这类患者时，除了关注疾病本身的治疗，还需要给予心理疏导，帮助患者树立正确的治疗观念，提高依从性，同时，了解患者的社会支持系统，如家庭是否能够给予足够的关心和支持，督促患者配合治疗等，这些因素都会间接影响治疗的顺利进行及最终临床治愈的达成。

小结

应对复杂情况的个体化选择考量要求医生具备扎实的专业知识、敏锐的洞察力及丰富的临床经验，能够从患者的各个方面入手，综合分析各种因素，打破常规评估的局限，为每一位慢性乙肝患者做出临床治愈判断，量身定制最符合其实际情况的治疗方案，真正实现个体化医疗，提高慢性乙肝临床治愈的整体成功率，让每一位患者都能在这场与慢性乙肝病魔的斗争中找到最适合自己的康复之路。

互动思考

读完这章，你认为自己身边的慢性乙肝患者中，哪些人可能更适合干扰素治疗？对于医生来说，如何更精准地判断患者是否为干扰素治疗的优选对象？

第七章

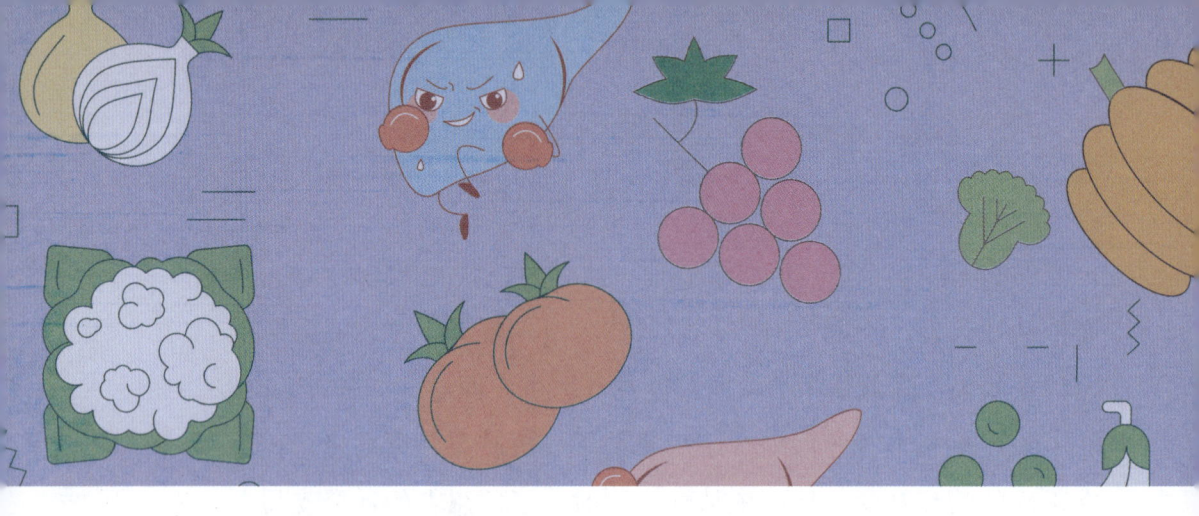

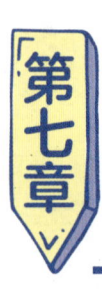

实验室检查：监测慢性乙肝临床治愈进程的"晴雨表"

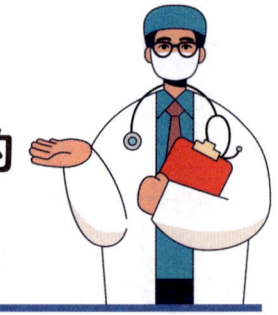

内容提要

本章主要介绍实验室检查在慢性乙肝治疗中的重要作用，详细讲解了基础检测项目，如乙肝两对半、HBV DNA 定量、肝功能检测等，它们能反映乙肝病毒感染、复制及肝脏健康状况；进阶检测项目，如肝癌标志物检测、肝硬度值检测，有助于捕捉早期肝癌及肝纤维化的迹象；特殊检测项目，如 HBV RNA、HBcrAg 等，可探寻乙肝病毒转录及感染状态。此外，还给出了不同治疗阶段的检测时间及频率建议。

在慢性乙肝的治疗进程中，实验室检查有着举足轻重的地位，其作用恰似监测病情、反映临床治愈情况的"晴雨表"。鉴于慢性乙肝病情具有一定的隐匿性与复杂性，仅凭借常规的观察及问诊，难以全面且精准地把握其动态变化。而各类实验室检查项目，如同专业且可靠的"信息源"，它们所反馈的数据，皆是极具价值的关键信息。凭借这些信息，医生能够清晰、准确地洞悉患者的病情走向，判断是呈现好转趋势，抑或是出现恶化迹象，同时也能严谨地评估当前治疗手段所取得的实际效果。

在此基础之上，医生方可根据这些客观依据，科学且合理地制订出最贴合患者个体状况、最为适宜的治疗方案。因此，当下我们有必要深入且细致地对这些在慢性乙肝治疗中至关重要的实验室检查项目展开了解，以便增进对慢性乙肝治疗相关内容的认知。

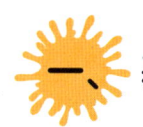

一、基础检测：揭开慢性乙肝病情的神秘"面纱"

（一）乙肝两对半：乙肝病毒感染的"密码锁"

• HBsAg：乙肝病毒感染的重要标志物

HBsAg 作为乙肝病毒外膜的关键糖蛋白成分，就像是乙肝病毒的"外衣标识"，是判定感染乙肝病毒的重要"信号灯"。从检测原理来讲，当采用标准的血清学检测流程对受检者进行检测时，如果 HBsAg 呈现阳性结果，那么依据大量临床实践及诊断规范，这就确凿地表明受检者体内已经存在乙肝病毒了。在慢性乙肝的整个治疗过程中，HBsAg 的定量数值变化备受关注，它就

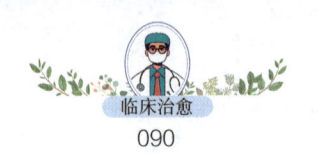

如同一个敏锐的"风向标",时刻反映着病情的动态变化。比如说,随着治疗的推进,如果发现 HBsAg 的滴度呈现出逐步下降的趋势,这背后的意义可重大了。这意味着机体的免疫系统已经被激活,免疫细胞、免疫因子等开始协同作战,如同训练有素的军队一样,对乙肝病毒展开了有效的"围剿",抑制了乙肝病毒的复制与扩散,让病情朝着康复的方向稳步迈进,也充分证明了当前所采用的治疗方案是行之有效的,并且已经取得了阶段性的成果。

• 抗 -HBs:机体的"守护者"

抗 -HBs 在机体抵御乙肝病毒的防御体系里,扮演着"守护者"的关键角色,它属于一种具备强大保护性的抗体。从医学机制上看,当通过专业的检测手段发现抗 -HBs 呈现阳性结果时,本质上意味着机体的免疫系统已经针对乙肝病毒成功构建起了坚固的防线。而产生这种抗体主要有两条常见的途径。一方面,通过接种乙肝疫苗这一积极有效的预防措施,疫苗中的乙肝病毒抗原成分会刺激机体免疫系统,使其产生免疫应答,进而促使身体生成抗 -HBs,让机体获得抵御乙肝病毒侵袭的能力,就好比给身体穿上了一层防御"铠甲";另一方面,要是个体曾经不幸感染过乙肝病毒,但凭借自身强大的免疫系统,成功战胜了乙肝病毒并实现了临床痊愈,在这个过程中,机体免疫系统受到乙肝病毒抗原的刺激,也会产生并留存下抗 -HBs 作为防

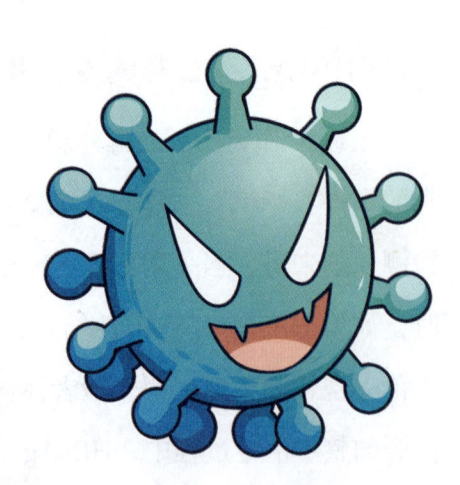

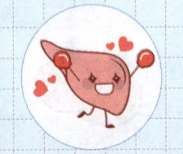

御"武器"。在慢性乙肝漫长且复杂的治疗过程中，抗-HBs 的状态是重中之重。一旦经过系统的治疗，检测发现抗-HBs 成功转为阳性，并且其滴度达到了足够高的水平，这无疑是一个极其振奋人心的好消息。这意味着身体自身已经具备了强大的对抗乙肝病毒再次入侵的能力，仿佛在身体周围筑起了一道坚不可摧的"免疫长城"，极大地降低了乙肝病毒再次对机体造成危害的可能性，无论是对于患者后续的健康恢复，还是对于预防病情复发等，都有着不可估量的重要意义。

• HBeAg：乙肝病毒复制活跃度的"反映镜"

HBeAg 在慢性乙肝病情的评估体系里也有着举足轻重的地位。它的核心作用在于能够直观地反映乙肝病毒在体内的复制活跃度。打个比方，如果把乙肝病毒在体内的复制过程想象成一个繁忙的"工厂生产线"，那么 HBeAg 阳性就意味着这条"工厂生产线"正处于高速运转的状态，乙肝病毒正在患者体内大量地复制繁殖。在这种情况下，由于病毒载量处于较高水平，其具备的传染性也就相对更强了，对周围密切接触的人群存在着不容忽视的潜在传播风险。而在开展慢性乙肝抗病毒治疗这一关键阶段，HBeAg 的状态变化更是医生时刻关注的重点。倘若经过系统的抗病毒治疗，HBeAg 从原本的阳性状态转变为阴性，与此同时，还出现了抗-HBe，这一变化从临床专业角度来看，就像是给这场抗病毒战役吹响了胜利的号角，传递出一个非常积极的信号，提示乙肝病毒的复制活动已经得到了有效的控制。这意味着机体的免疫系统在药物治疗等治疗手段的辅助下，开始对乙肝病毒的复制发挥强有力的抑制作用，病情整体上呈现出明显好转的趋势，也为后续进一步调整治疗方案、巩固治疗成果等方面提供了极为重要的参考依据。

• 抗-HBe：乙肝病毒复制控制的"信号"

抗-HBe 在慢性乙肝病情监测的"大舞台"上同样有着不容忽视的"戏份"，它通常与 HBeAg 的转阴紧密相关，是机体在遭受乙肝病毒感染之后，免疫系统受到乙肝病毒刺激所产生的一种特异性抗体。当抗-HBe 检测结果呈现阳性时，这一情况在一定程度上就像是给这场抗病毒战役带来了一丝转机，表明乙肝病毒的复制活跃度相较于之前已经有所降低了。这意味着机体的免疫系统已经开始发力，对乙肝病毒那疯狂的复制行为进行了有效的遏制，使得乙肝病毒的复制进程得到了控制，无疑是病情朝着积极方向发展的一个有力表现。然而，这里必须着重强调的是，尽管抗-HBe 呈阳性提示了乙肝病毒复制活跃度的下降，但我们绝不能仅凭这一点就盲目乐观地认为乙肝病毒已经被彻底从机体里清除出去了，它只是病情好转过程中的一个阶段性表现，后续还需要持续关注其他指标及病情的整体变化情况。

• 抗-HBc：感染历史的"记录者"

抗-HBc 这个指标有着独特的"记忆功能"，只要个体曾经感染过乙肝病毒，不管当下正处于感染阶段，还是已经从感染状态中恢复过来了，通常在检测时它都会呈现出阳性反应。从本质上来说，抗-HBc 主要发挥着记录乙肝病毒感染历史的作用，它的出现意味着机体的免疫系统针对乙肝病毒的核心抗原产生过免疫应答，留下了相应的"痕迹"，以此来反映个体与乙肝病毒感染之间存在过的关联。不过，需要明确的是，虽然抗-HBc 能够

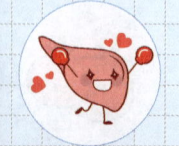

揭示曾经感染乙肝病毒的过往，但在判断当下乙肝病毒的复制情况及病情的严重程度方面，它存在着明显的局限性，因为它没办法单独为我们提供诸如乙肝病毒在体内是否正在大量复制、肝功能是否受到严重影响等关乎当下病情的关键信息，所以在临床实践中，医生绝不能仅仅依靠抗-HBc这一指标来对患者的病情进行评估，而是需要结合其他多个检测指标，进行综合考量和判断。

（二）HBV DNA 定量：乙肝病毒复制的"量化仪"

• 检测地位与作用：诊疗体系中的"定海神针"

HBV DNA 作为乙肝病毒的遗传物质，其定量检测在整个慢性乙肝诊疗体系当中，占据着如同"定海神针"般的重要地位，尤其在衡量乙肝病毒复制水平上，发挥着不可替代的"量化仪"作用。具体而言，HBV DNA 定量检测具备极高的精准性。它运用先进的检测技术，以科学、客观的数据形式，清晰且确切地告知我们身体里到底藏了多少乙肝病毒。

• 数值意义与治疗提示：病情变化的"信号灯"

这个检测数值高低，有着十分重要的意义。当数值处于较高水平时，那就意味着乙肝病毒正在体内呈现出极为活跃的复制状态，在身体里肆意妄为地繁殖着，相应地，其传染性也会随之增强，对患者自身健康及周围

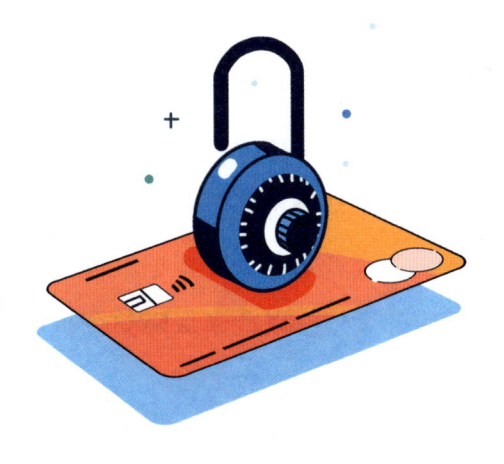

人群都存在较大的潜在威胁，就像一个隐藏的"定时炸弹"，随时可能"引爆"，引发更多的健康问题。

在慢性乙肝抗病毒治疗这一漫长且关键的过程中，HBV DNA 定量检测所呈现出的不同数值范围，对于整个治疗进程有着不同的提示作用，就像是不同的"信号灯"，指引着治疗的方向。例如，在治疗开始之前，如果通过检测发现 HBV DNA 定量处于很高的水平，这一结果就强有力地表明了此时乙肝病毒正在患者体内"撒欢儿"，进行着疯狂的复制活动，在这样的情况下，急需启动有效的抗病毒治疗手段，对乙肝病毒的复制行为加以抑制，避免病情进一步恶化，防止乙肝病毒在身体里造成更大的破坏。

随着抗病毒治疗工作有条不紊地逐步推进，定期对 HBV DNA 定量进行检测就显得尤为重要了，就像在航海过程中需要时刻查看指南针一样。倘若检测所得到的数值呈现出逐渐下降的趋势，并且最终下降至检测下限以下，那么这无疑是一个积极且令人欣慰的信号，它意味着当前所采用的抗病毒治疗方案已经取得了较为理想的效果，乙肝病毒的复制活动已经被有效地控制住了，病情正朝着好的方向发展，胜利的"曙光"就在前方。

而医生则会密切关注这一关键指标的动态变化情况，将其作为重要的参考依据，进而科学、严谨地判断当前正在施行的治疗方案是否契合患者的实际病情，是否需要继续维持现有的用药方案，又或者是否需要根据具体情况对用药种类、剂量等方面做出相应的调整，以此来保障整个抗病毒治疗过程能够顺利进行，最大限度地保障患者的健康权益，就像一位经验丰富的船长，根据风向和水流的变化，适时调整船的航向，确保航行安全顺利。

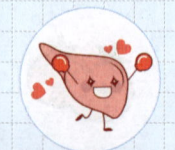

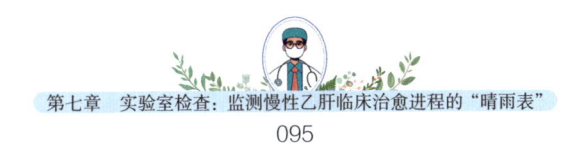

（三）肝功能检测：肝脏健康的"多面镜"

• ALT：肝细胞的"卫士"与损伤的"求救信号"

ALT 主要存在于肝细胞内部这一特定的"小天地"之中，它就像是肝细胞内的一个忠诚的"卫士"，默默地守护着肝细胞的正常运转。当肝细胞由于各类致病因素，如乙肝病毒的侵袭、药物损伤、乙醇刺激等而受到损伤时，原本安稳"驻扎"在肝细胞内的 ALT 就会被迫"离岗"，被释放到血液当中，进而致使血液中 ALT 的含量出现升高的现象，这就好像是肝细胞"受伤"后发出的"求救信号"。所以，临床上一旦检测到 ALT 数值升高，往往意味着肝细胞正处于炎症状态，或是已经遭受了损伤，这是肝脏在向我们"诉说"它可能出现了问题。而在肝脏疾病的治疗进程中，ALT 指标更是备受关注。如果随着治疗工作的有序开展，ALT 的数值逐渐趋向正常水平，那么这无疑是一个积极的信号，它表明肝细胞所遭受的损伤情况正在逐步好转，意味着当前所采用的治疗手段已经发挥出了积极有效的作用，正助力肝脏朝着健康的方向恢复，就像给受伤的肝脏注入了"康复的力量"，让它慢慢痊愈起来。

• AST：多组织分布的"多面手"与判断病情的"钥匙"

AST 的分布范围相对广泛，它不仅仅存在于肝细胞内，还"驻守"在心肌细胞等其他组织细胞之中，就像是一个"多面手"，在不同的组织细胞里都发挥着自己的作用。尽管如此，它同样也是反映肝细胞损伤情况的一个极为重要的指标。在正常的生理状态下，各组织细胞内的 AST 各司其职，维持着相应组织的正常运转，就像一个个精准的"齿轮"，共同推动着身体这部"大机器"

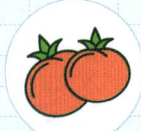

正常运转。然而，一旦肝脏出现疾病问题，比如在慢性乙肝的影响下，AST 在血液中的含量就可能发生变化。值得注意的是，一般在肝脏疾病的诊疗过程中，AST 和 ALT 的比值同样有着不容忽视的参考价值。这是因为在一些慢性肝病逐步进展的过程中，由于肝细胞受损程度、病变类型及机体整体代谢状态等多种因素的综合影响，两者的比值可能会出现相应的变化，就好像是身体内部的一种"平衡密码"发生了改变。专业的医生会结合这一比值情况及 AST、ALT 各自的具体数值，从多个角度进行综合考量，以此来更为精准地判断肝脏的病情严重程度、疾病发展阶段及预后情况等，为制订科学合理的治疗方案提供关键依据。

• 碱性磷酸酶：多组织器官存在的"小信使"与肝脏病变提示

碱性磷酸酶（ALP）是一组特异的磷酸酯酶，它广泛存在于人体的肝脏、骨骼、肠道、肾脏等多个组织器官中，就像一个"四处奔波"的"小信使"，在不同的地方都有着自己的"任务"。在肝脏中，它主要分布于肝细胞的血窦侧和毛细胆管侧的细胞膜上，有着独特的"职责"。当肝脏出现某些病变时，血液中的 ALP 水平常常会发生变化，就好像是它接收到了肝脏"生病"的信号，开始做出相应的反应。例如，在患有胆汁淤积性肝病时，无论是肝内胆汁淤积还是肝外胆管阻塞导致的，只要胆汁排泄不畅，就像是河道被堵住了一样，会刺激肝细胞合成更多的 ALP，进而使其大量被释放入血，导致血液中 ALP 含量升高，这就像是一种应激反应，通过升高 ALP 的含量来提示身体肝脏出现了问题。此外，像一些肝脏的占位性病变，如肝癌等，也可能引起 ALP 含

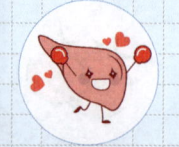

量升高，因为肿瘤细胞的异常增殖和代谢变化会影响到周围肝细胞的正常功能及相关酶的表达与释放，就好像是一群"捣乱分子"打乱了原本正常的秩序。同时，儿童、青少年在生长发育期，骨骼的快速生长会使成骨细胞活跃，也会出现生理性的 ALP 含量升高现象，这是身体正常生长发育的一种表现。所以，临床上检测 ALP 含量有助于辅助诊断肝脏疾病，区分是胆汁淤积相关问题、肝脏肿瘤还是生理性的变化等，医生会结合患者的年龄、症状及其他肝功能指标等来综合判断病情，就像一个经验丰富的侦探，通过各种线索来揭开肝脏疾病的神秘"面纱"。

• γ- 谷氨酰转移酶：肝脏代谢的"平衡调节员"与疾病"报警器"

γ- 谷氨酰转移酶（γ-GT）主要来自肝脏，在肝细胞的微粒体和胆管上皮细胞内含量较为丰富，它在肝脏内参与谷胱甘肽的代谢过程，在维持细胞内外的氧化还原平衡等方面有着重要作用，就像是肝细胞内的一个"平衡调节员"。在肝脏疾病方面，γ-GT 是一个较为敏感的指标，就像一个敏锐的"报警器"，一旦肝脏受到损伤，尤其是当出现肝内胆管损伤、胆汁淤积等情况时，胆管上皮细胞会受到刺激，促使 γ-GT 大量释放进入血液，导致其数值升高，仿佛是胆管上皮细胞在"呼喊求救"，告诉身体肝脏出现了问题。比如在酒精性肝病中，长期大量饮酒会对肝细胞造成损害，常常首先表现为 γ-GT 水平的升高，其升高程度有时甚至早于其他肝功能指标的变化，所以可以把它作为早期发现酒精性肝病的一个重要线索。在药物性肝损伤、病毒性肝炎、脂肪肝等疾病中，γ-GT 水平也会出现不同程度的升高，而且在一些慢

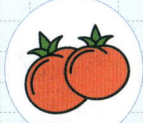

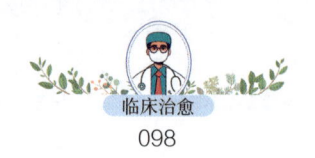

性肝病的进展过程中，持续观察 γ-GT 的变化，有助于了解病情是否处于活动期及评估治疗效果等。医生会将其与 ALT、AST 等指标综合分析，以便更准确地把握肝脏的健康状况。

● 胆红素："加工厂"里的代谢"产品"

胆红素包含了直接胆红素和间接胆红素，它们的整个代谢过程与肝脏之间存在着极为密切的关联，肝脏就像是一座繁忙的"加工厂"，承担着对胆红素进行摄取、结合及排泄等一系列精细"加工"工作，每一个环节都至关重要，就像工厂里的一道道"工序"，缺一不可。当胆红素的水平升高时，这很可能意味着肝细胞在胆红素的摄取环节、结合环节或者排泄环节的功能出现了异常状况，而这类异常往往是由肝脏疾病所引发的，就好像是工厂的"生产线"出了故障一样。像常见的肝炎、肝纤维化等各类肝脏疾病，都有可能打破胆红素正常的代谢平衡，进而导致胆红素的数值出现异常变化。因此，在肝脏疾病的治疗过程中，通过仔细观察胆红素在治疗前后的具体变化情况，我们便能够了解到肝脏代谢功能的恢复状况，进而评估治疗措施对于改善肝脏代谢功能是否有效，就像通过查看产品质量的变化来判断工厂的"生产工艺"是否得到了改进一样，为进一步调整治疗方案提供参考依据。

● 白蛋白："生产车间"的关键"产品"

白蛋白作为一种由肝脏合成的重要蛋白质，在维持人体正常生理功能方面扮演着不可或缺的角色，尤其是在维持血浆胶体渗透压等关键方面起着至关重要的作用。肝脏就如同一个"生产车间"，具备合成白蛋白的重要功能，源源不断地为人体提供所需的白蛋白，就像车间里的生产线不停地生产产品一样。然而，一

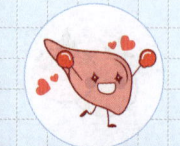

旦肝功能受到损害，其合成白蛋白的能力就会相应下降，如此一来，血液中白蛋白的含量便会随之降低，这就好像"生产车间"出了问题，导致产品数量减少了一样。所以，白蛋白在血液中的水平高低，能够反映出肝脏的合成功能状态。在慢性乙肝这类慢性肝脏疾病的治疗过程中，医生会密切关注白蛋白的数值变化情况，倘若白蛋白的数值能够保持稳定，或者呈现逐渐回升的良好趋势，那么这也是病情正在好转的一个重要表现，意味着肝脏的合成功能正在逐步恢复，对于整个机体的健康有着积极的意义。

• 胆碱酯酶：肝脏合成功能的"晴雨表"

胆碱酯酶（ChE）分为真性胆碱酯酶和假性胆碱酯酶，其中真性胆碱酯酶主要存在于神经组织、红细胞及胆碱能神经末梢突触间隙中，而假性胆碱酯酶则大量存在于肝脏组织等组织中。在肝功能检测中，所关注的主要是假性胆碱酯酶。

肝脏作为合成假性胆碱酯酶的主要场所，其合成能力与肝脏的功能状态息息相关。在正常生理状态下，假性胆碱酯酶能够水解乙酰胆碱，维持神经肌肉接头处的正常兴奋传递等生理功能，这一过程就如同有一位精准的"信号传递员"，在保障着身体各部位之间信息传递的顺畅，使得肌肉能在神经信号的指挥下正常收缩和舒张，维持人体正常的运动、呼吸等生理活动。当肝功能受损时，比如在肝炎、肝硬化等慢性肝病进展过程中，肝细胞的正常生理结构

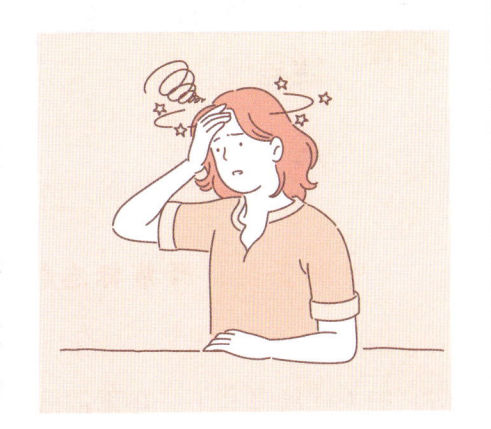

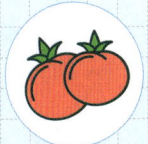

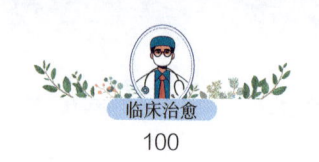

和代谢功能遭到破坏，其合成假性胆碱酯酶的能力便会下降。就好比"生产车间"的"设备"出现故障，"工人"无法正常工作，导致"产品"的产出量减少一样，肝脏合成假性胆碱酯酶的效率降低，血液中胆碱酯酶的活性就会随之降低，其含量也会相应减少。

从临床诊断角度来看，胆碱酯酶的水平就成为反映肝脏合成功能的一个重要"晴雨表"。医生通过检测其数值变化，能够深入了解肝功能的受损程度及病情的严重程度。例如，在慢性乙肝患者的定期检查中，如果发现胆碱酯酶的数值相较于之前有明显的下降，这往往提示肝脏的合成功能受到了较大影响，肝细胞可能正处于较为严重的受损状态，病情可能在进一步发展，需要更加密切地关注并及时调整治疗方案。而在治疗过程中，如果胆碱酯酶数值出现上升趋势，这无疑是一个积极的信号，意味着肝脏的合成功能在逐步恢复，就好像是"生产车间"经过维修和调整，又开始正常运转，"产品"的产出量慢慢增加。这表明病情正在好转，对于评估慢性肝病的预后也有着重要意义，能让医生对后续的治疗更有信心，也为进一步优化治疗方案提供了有力的参考依据。

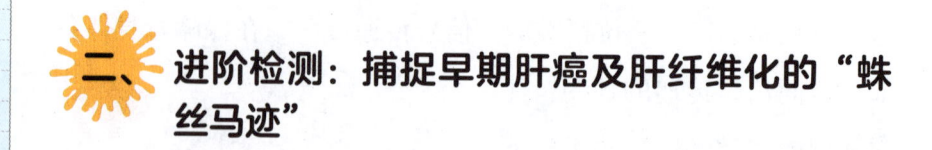

二、进阶检测：捕捉早期肝癌及肝纤维化的"蛛丝马迹"

（一）肝癌标志物检测：肝癌的"预警器"

• 甲胎蛋白：肝癌标志物中的"明星成员"

甲胎蛋白（AFP）可是肝癌标志物里的"明星成员"，大家对它的关注度可高了。在正常情况下，咱们成年人血液里的 AFP

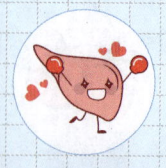

含量是很低的，可一旦肝细胞发生癌变了，它就像被"唤醒"了一样，数值噌噌往上涨。要是检测出来这个AFP含量大于400 μg/L，同时呢，又能把像怀孕（在怀孕的时候AFP含量也会升高哦）、生殖腺胚胎源性肿瘤，还有活动性肝病这些可能让AFP含量升高的其他情况都排除掉，再加上做肝脏的影像学检查发现有那种占位性的病变，也就是肝脏里好像多出来一块东西，那这时候就得高度怀疑是肝癌了。不过，也有些特殊情况，大概有30%的肝癌患者，他们的AFP含量并没有升高，所以说AFP虽然很重要，但也存在一定的局限性！

• 甲胎蛋白异质体：肝癌诊断的"精准助手"

甲胎蛋白异质体（AFP-L3）其实就是甲胎蛋白的一种特殊变异体，它的糖链结构发生了变化。它诊断肝癌的特异性比普通的AFP更高。打个比方，如果把诊断肝癌想象成一场找宝藏的游戏，那在原发性肝癌患者身上，这个AFP-L3在整个AFP里所占的比例就会变高，就好像宝藏的线索更明显了一样。临床上呢，常常把AFP-L3占总AFP的比例大于10%当作诊断肝癌的重要参考指标。特别是当AFP的数值处于那种临界状态，或者只是稍微升高一点儿时候，AFP-L3就能发挥大作用，帮助医生更好地分辨到底是不是肝癌，让诊断结果更准确。

• 异常凝血酶原：肝癌早期诊断的"好帮手"

异常凝血酶原（PIVKA-Ⅱ）同样是一种具有较高诊断价值的肝癌标志物，它还有个挺长的名字，叫维生素K缺乏或拮抗剂-Ⅱ诱导的无凝血功能的蛋白质。正常的时候，它在咱们的肝脏里合成，经过一系列的加工后就能变成有凝血功能的凝血酶

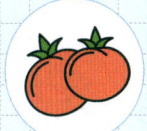

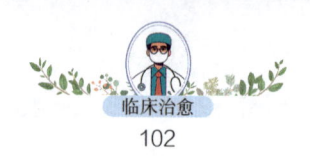

原。可是肝细胞一旦癌变了，这个加工的过程就被打乱了，就产生了 PIVKA-Ⅱ，然后跑到血液里去了，这样一来，咱们一检测血清，就会发现 PIVKA-Ⅱ 的水平升高了。好多研究都表明，这个 PIVKA-Ⅱ 在肝癌的早期诊断、治疗效果，还有判断以后病情发展这些方面，都有着不小的作用。而且，它经常和 AFP 一起被检测。两者联合起来，诊断肝癌的本事变得更强。

• 高尔基体蛋白 73：肝癌检测的"潜力股"

高尔基体蛋白 73（GP73）是一种主要待在高尔基体里的跨膜蛋白，在咱们正常的肝脏组织里，它的表达量是比较低的，就像个低调的"小角色"。但是，只要肝脏一出现问题，尤其是发生肝癌的时候，它可就不再低调啦，表达量一下子就升高了，血清里它的水平也跟着变高了。不管是在肝癌刚开始出现的时候去诊断，还是区分到底是不是肝癌，又或者是预测做完肝癌手术后会不会复发这些方面，它都展现出了很大的潜力，特别有希望成为代表性肝癌标志物。

（二）肝硬度值检测：肝纤维化的"探测器"

• 检测意义：病情评估的关键助力

肝硬度值检测及与之相关的一系列方法，在慢性乙肝病情评估过程中，尤其是在肝纤维化程度的判断方面，发挥着不可替代的作用。肝纤维化阶段是慢性乙肝病情进展过程中一个关键的病理阶段。当肝脏长期遭受乙肝病毒的持续侵害时，肝细胞会反复出现炎症、坏死等病理改变，这就像是一种连锁反应，会刺激肝脏内的纤维组织不断增生，进而慢慢发展为肝纤维化。肝硬度值检测运用了先进的技术手段，比如基于超声的瞬时弹性成像技术

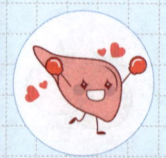

（FibroScan），它能够无创地对肝脏的硬度情况进行精准测量。其原理是通过向肝脏发射剪切波，并分析剪切波的传播速度和反射情况等参数，进而推算出肝硬度值。一般来说，肝硬度值越高，往往意味着肝纤维化的程度越严重，提示肝脏的组织结构已经发生了较为明显的改变，需要更加密切地关注病情变化及积极采取相应的干预措施，就像看到房子的墙壁出现了很多的"裂缝"，得赶紧想办法修复一样。

- **检测方法：无创检测与有创检测各显神通**

除了这种无创的肝硬度值检测方法外，肝穿刺活检虽然属于有创检测，但它在肝纤维化程度评估方面堪称"金标准"。它通过使用特制的穿刺针，在超声引导下精准获取肝脏组织样本，然后进行病理切片分析，医生可以在显微镜下直接观察肝脏组织内纤维组织的增生情况、肝细胞的形态变化、炎症细胞的浸润程度等微观层面的细节。借助肝穿刺活检，不仅能够准确判断肝纤维化处于轻度、中度还是重度阶段，还能发现一些潜在的、早期的肝脏病变情况，为后续制订科学合理且极具针对性的治疗方案提供最为精准、可靠的病理学依据，让治疗更加有的放矢，就像给医生配备了一副"透视镜"，可以看清肝脏内部的真实情况。

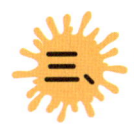

三、特殊检测：探寻乙肝病毒转录及感染状态的"秘密通道"

（一）HBV RNA：乙肝病毒转录的"小侦察兵"

HBV RNA 是近年来备受关注的一个新指标，主要反映乙肝病毒的转录活性。咱们可以把乙肝病毒想象成一个小小的"病毒工厂",要想不断地复制,生出更多的"小病毒"来,那转录这一环节可就太关键啦,就好比是"病毒工厂"里的一条重要"生产线",而 HBV RNA 就像是一个特别机灵的"小侦察兵",时刻在那盯着这条"生产线",能实时告诉我们乙肝病毒在转录方面到底有多活跃,就能帮助我们更好地评估乙肝病毒整体的复制状态。

在实际治疗过程中,医生给患者用上各种抗病毒药物,那到底管不管用呢?这时候 HBV RNA 就派上大用场了。要是它的数值发生变化了,比如说数值下降了,那就说明当前用的这些药可能对乙肝病毒的转录过程起到了抑制作用,就好像是给乙肝病毒的"生产"按了个暂停键,让它没办法那么顺利地生产新乙肝病毒了,那医生心里就有底了,知道目前的治疗方向是对的,继续按照这个方向走就行啦。

可要是 HBV RNA 的数值不但没降,反而还升高了,那情况就不太妙了。这意味着现在的治疗方案可能没控制住乙肝病毒的转录,乙肝病毒还在那撒欢儿呢。这时候,医生就得赶紧想办法了,根据这个变化来判断是不是得调整一下治疗方案了,比如说考虑要不要给患者换一种更厉害的药物,就像给武器库更新武器一样,或者增加联合用药,让几种药物一起上阵,发挥更大的威力,去对付这个狡猾的乙肝病毒。

HBV RNA 这个指标和其他一些咱们常用的检测指标还不太一样。像 HBV DNA,它主要侧重于反映乙肝病毒的复制数量,而 HBV RNA 更聚焦在乙肝病毒转录这个环节,两个指标联合检测,就好比是给医生配备了两个不同视角的"放大镜",能从不同方面

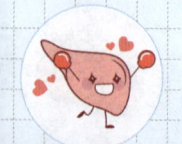

把乙肝病毒的情况看得更清楚透彻，从而制订出更精准、更有效的治疗方案，为慢性乙肝患者的康复提供更有力的保障。所以说，HBV RNA 在慢性乙肝治疗中的作用可不容小觑，它独特的"侦察本领"正帮助着越来越多的医生和患者，朝着战胜乙肝病毒这个目标一步步迈进。

（二）HBcrAg：乙肝病毒感染的"情报员"

HBcrAg 与 HBV cccDNA 密切相关。咱们可以把 HBV cccDNA 想象成乙肝病毒在肝细胞内精心打造的一个"老巢"，这个"老巢"可太重要了，只要它还稳稳地存在于肝细胞里，那就相当于给乙肝病毒留了个"大本营"，乙肝病毒就随时有可能再次大量复制，然后"兴风作浪"，对咱们的肝脏造成伤害。

HBcrAg 就像是一个敏锐的"情报员"，它的水平能在一定程度上反映 HBV cccDNA 的转录活性及乙肝病毒感染的状态。打个比方，如果把 HBV cccDNA 的转录活性想象成"老巢"里的热闹程度，那 HBcrAg 的数值高低，就是在告诉我们这个"老巢"现在是正热火朝天地在"制造"新病毒，还是比较安静，没怎么折腾。

在监测乙肝病毒感染状态方面，HBcrAg 有着独特的优势，它能更全面地展现乙肝病毒在体内的"动静"。咱们平常检测的一些指标，可能只是从某个单一角度去看看乙肝病毒怎么样了，可 HBcrAg 不一样，它能从更宏观、更综合的角度，把乙肝病毒在咱们身体里到底是处于活跃期，还是被压制得老老实实的情况，都清晰地呈现出来。

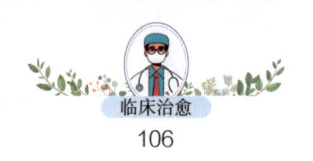

而且呀，还可以通过对HBcrAg进行长期的监测来仔细分析它的数值变化，这里面可藏着不少有用的信息。比如说，医生可以根据这些信息去预测慢性乙肝临床治愈的可能性。如果在治疗过程中，HBcrAg的数值一直在稳步下降，那就说明咱们朝着慢性乙肝临床治愈这个目标一步步迈进；相反，如果它的数值总是降不下来，或者还出现了升高的情况，那可能意味着治疗遇到了阻碍，乙肝病毒还挺顽固的，还得想办法调整治疗策略才行。

这样一来，HBcrAg就为医生制订更加精准的治疗策略提供了有力依据。医生可以根据它反馈的情况，去决定是继续沿用当前的治疗方案，还是需要更换药物、增加用药剂量，又或者搭配其他的治疗手段，更好地把握整个慢性乙肝临床治愈的进程，让每一个治疗步骤都踩在点儿上，尽最大的努力帮助患者早日实现慢性乙肝临床治愈，摆脱乙肝病毒带来的困扰。

（三）乙肝核心抗体中高值定量：免疫反应的"战况播报员"

乙肝核心抗体中高值定量和HBV RNA、HBcrAg在慢性乙肝诊疗中各有独特作用，有着明显不一样的地方。如前所述，HBV RNA主要是聚焦乙肝病毒的转录活性，通过它的数值变化，我们就能判断当下治疗方案对乙肝病毒转录有没有起到抑制作用。HBcrAg与HBV cccDNA关联密切，相当于围绕着乙肝病毒在肝细胞内的"老巢"（HBV cccDNA）来查看整个"局势"，既能反映HBV cccDNA的转录活性，又能体现乙肝病毒感染状态，我们还能依据它去预测慢性乙肝临床治愈的可能性，协助医生把握好整个慢性乙肝临床治愈的进程。乙肝核心抗体

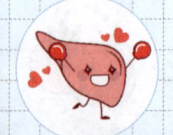

中高值定量则重点从机体免疫反应这个角度来发挥作用。它像是"战场"上的"战况播报员",当数值处于中高值时,意味着体内正进行着激烈的免疫"战斗",乙肝病毒还在"兴风作浪",提示病情处于相对活跃状态。在预测慢性乙肝临床治愈情况方面,它靠体现机体免疫系统和乙肝病毒"作战"的激烈程度,让医生知晓患者自身免疫力对乙肝病毒的应对情况,再结合其他指标综合判断距离慢性乙肝临床治愈还有多远,要不要优化治疗方案等。

> 简单来说,HBV RNA 关注的是乙肝病毒自身转录环节,HBcrAg 围绕着 HBV cccDNA 相关状态来说事儿,而乙肝核心抗体中高值定量着重从机体免疫情况切入,它们从不同的"观察哨"瞭望慢性乙肝病情这片"阵地",各自为医生判断病情、制订治疗决策提供着不一样但都很关键的信息,在慢性乙肝诊疗里都有着不可替代的作用。

四、检测时间及频率建议:治疗过程中的"时间轴"

在慢性乙肝的治疗过程中,不同阶段的各项检测项目都起着至关重要的作用,它们就如同一个个"指南针",助力医生全面掌握病情并制订适宜的治疗策略,以下是各阶段具体检测安排。

(一)治疗伊始:全面检测,掌握初始状态

在治疗伊始,像乙肝两对半、HBV DNA 定量、肝功能、肝硬度值检测及 HBV RNA 等特殊检测项目,还有肝癌标志物、上

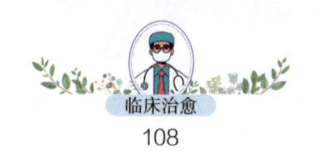

腹部彩超等，都要先各做一次，以此掌握各项指标的初始状态。

（二）治疗期间：分阶段，定期复查各有侧重

在治疗期间，乙肝两对半先是每 3~6 个月复查一次，后续调整为每 6~12 个月复查一次，重点关注关键指标如 HBsAg、HBeAg 的转阴情况。HBV DNA 定量和肝功能检测，均每 3 个月进行一次，通过前者数值变化评估抗病毒治疗效果，通过后者可及时掌握肝细胞功能恢复状况，便于按需调整治疗方案。肝硬度值检测每 6~12 个月做一回，查看肝纤维化的变化趋势，为抗纤维化治疗提供参考。特殊检测项目每 3~6 个月检测一次，其变化对优化治疗方案、判断是否接近临床治愈起着关键作用。肝癌标志物与上腹部彩超同样每 3~6 个月复查一次，前者可辅助排查肝癌风险，后者可及时发现肝脏结构问题。

（三）当临近停药时：细致检测，保障停药安全

当临近停药时，检测更要细致了。乙肝两对半需再次全面检测，查看 HBsAg 是否转阴、抗-HBs 有无出现等，综合判断是否符合停药标准。HBV DNA 定量要在停药前 1~2 个月检测，确保乙肝病毒复制处于稳定检测不到的水平，降低反弹风险。保证肝功能检测结果各项指标正常，表明肝脏状态适合停药。通过肝硬度值检测了解肝纤维化最终情况，方便后续随访。特殊检测项目也要仔细查，为做出安全停药决策提供有力支撑。

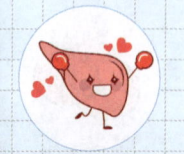

小结

在慢性乙肝的治疗过程中，实验室检查可是至关重要的"晴雨表"，和能否实现慢性乙肝临床治愈紧密相关。就拿常见的检测项目来说，乙肝两对半能清晰呈现体内乙肝病毒抗原、抗体状况，从中可看出病情变化趋势；HBV DNA 定量能精准告知乙肝病毒复制是否活跃，复制少了意味着向慢性乙肝临床治愈迈进了一步；肝功能检测则反映肝细胞有无受损及肝功能好坏，肝功能恢复正常是慢性乙肝临床治愈的重要基础。在进阶检测里，肝癌标志物检测能提前察觉肝癌风险，避免影响临床治愈进程；肝硬度值检测可掌握肝纤维化程度，助力精准治疗。特殊检测更是从乙肝病毒转录、感染状态、机体免疫反应等角度，为医生判断是否接近临床治愈提供关键线索，帮助调整治疗方案。所以大家一定要重视这些检测，按医生要求按时去做，它们可是咱们走向临床治愈、恢复健康的得力帮手！

互动思考

在了解了这些检测项目后，你认为定期进行检测对慢性乙肝治疗有哪些重要意义？在检测过程中，你觉得患者需要注意些什么？

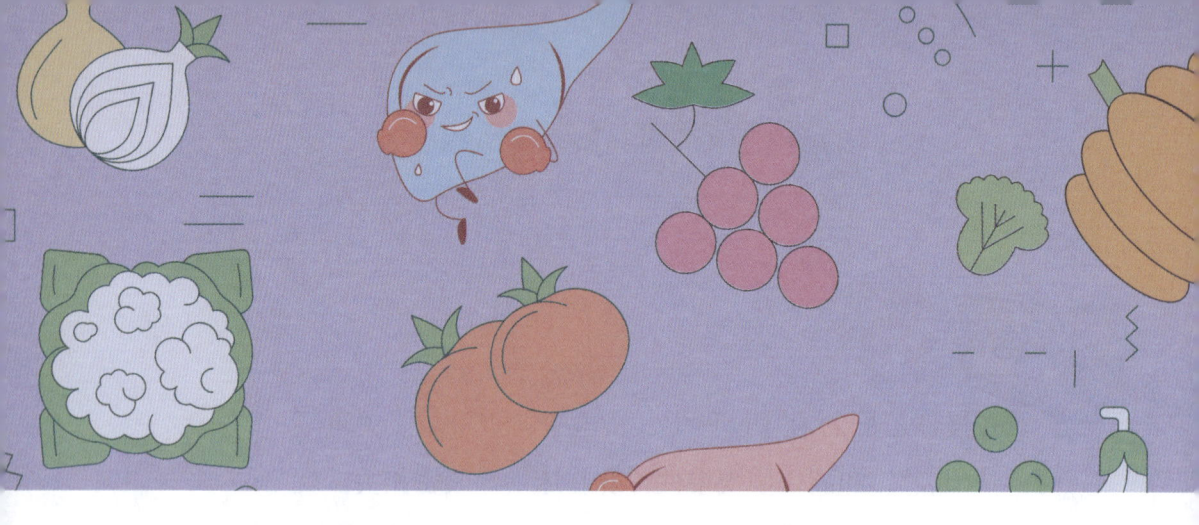

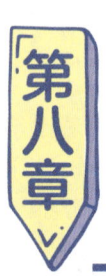

第八章 生活管理：为慢性乙肝临床治愈加分

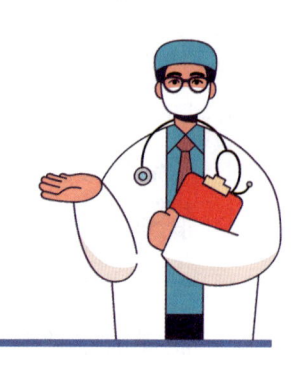

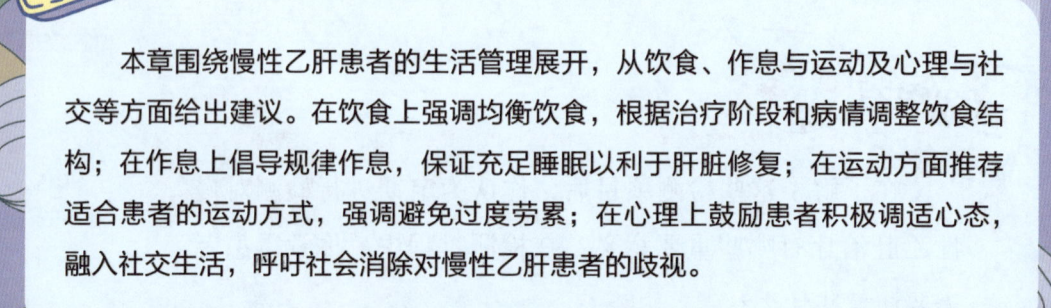

内容提要

本章围绕慢性乙肝患者的生活管理展开，从饮食、作息与运动及心理与社交等方面给出建议。在饮食上强调均衡饮食，根据治疗阶段和病情调整饮食结构；在作息上倡导规律作息，保证充足睡眠以利于肝脏修复；在运动方面推荐适合患者的运动方式，强调避免过度劳累；在心理上鼓励患者积极调适心态，融入社交生活，呼吁社会消除对慢性乙肝患者的歧视。

对于慢性乙肝患者来说，积极配合治疗固然重要，但良好的生活管理同样不容忽视，它就像是一把隐藏的"助力器"，能为临床治愈加分。下面，咱们就从饮食、作息、运动、心理调适与社交支持等方面，详细聊一聊慢性乙肝患者该如何进行生活管理，以更好地应对疾病，朝着临床治愈迈进。

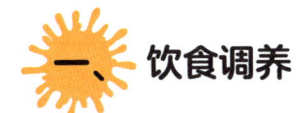

一、饮食调养

（一）总体原则

慢性乙肝患者在饮食方面有着一些重要的原则，其中均衡饮食是最为关键的一点。身体就像一台精密的机器，需要各种各样的"零件"（营养物质）来维持正常运转，而均衡的饮食就能保证这些"零件"供应充足且合理。

保证足够的蛋白质摄入是必不可少的。蛋白质是身体细胞修复和免疫系统正常运作的重要原料，对于慢性乙肝患者来说，肝细胞受到乙肝病毒的侵害，更需要充足的蛋白质来帮助修复。优质蛋白来源有很多，像瘦肉、鱼类、蛋类、豆类等都是不错的选择。瘦肉富含动物蛋白，其氨基酸组成适合人体吸收利用；鱼类不仅蛋白质含量高，还含有对心血管有益的不饱和脂肪酸，比如三文鱼、鳕鱼等都是很好的选择；蛋类中的鸡蛋、鸭蛋等

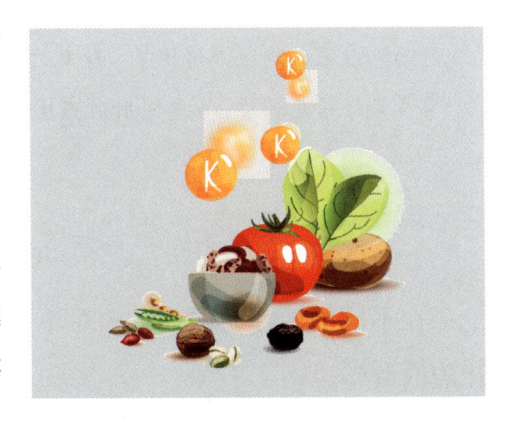

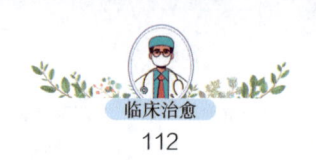

营养丰富，一个鸡蛋就能提供人体所需的多种优质蛋白；豆类则是植物蛋白的优质来源，像黄豆、黑豆等，可以做成豆浆、豆腐等各种美食，方便又营养。

多吃新鲜蔬菜、水果也是饮食中的重要一环。新鲜蔬菜、水果富含维生素及膳食纤维，维生素能够参与身体内的各种代谢反应，对肝脏的解毒、免疫调节等功能都有着积极作用。例如，维生素C具有抗氧化功能，能帮助减轻肝脏的氧化损伤；膳食纤维则有助于肠道蠕动，促进消化，预防便秘，减少肠道对有害物质的吸收，间接减轻肝脏的负担。

同时，要控制脂肪和糖分的摄入。过量的脂肪摄入容易导致脂肪肝，加重肝脏的代谢负担。尤其是油炸食品、动物内脏等含有较多饱和脂肪的食物，要尽量少吃。糖分摄入过多不仅可能引发肥胖，还可能导致血糖异常，影响身体健康。像糖果、甜饮料等高糖食物应适量控制。

另外，必须要强调的是，饮酒对于慢性乙肝患者来说是绝对禁止的。乙醇主要在肝脏中代谢，它会对肝细胞造成直接的损伤，加重肝脏炎症，使原本就受损的肝脏"雪上加霜"，还可能影响药物的治疗效果，延缓病情恢复。除此之外，霉变的食物可能含有黄曲霉毒素等致癌物质，也会对肝脏产生极大的损害，一定要避免食用。

（二）不同治疗阶段或病情的饮食调整

在不同的治疗阶段或者面对不同的病情时，饮食也需要做出相应的调整。

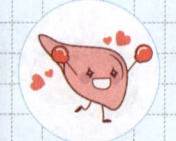

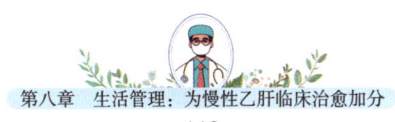

例如，在使用干扰素治疗时，很多患者会出现副作用，其中影响食欲是比较常见的情况。这时候，就需要想办法调整饮食结构来保证营养供给。可以采取少食多餐的方式，把一天的食物分成5~6餐来吃，每次吃的量不用太多，这样既能减轻胃肠的负担，又能保证摄入足够的营养。在食物的选择上，尽量选择清淡、易消化、口感好的食物，比如小米粥、软面条搭配一些清淡的蔬菜汤，既能提供碳水化合物，又能补充维生素和水分。还可以适当增加一些开胃的食物，像山楂、话梅等，但要注意控制量，避免摄入过多糖分。对于蛋白质的补充，可以选择一些容易消化的，如鸡蛋羹、鱼肉泥等，方便患者食用和吸收。

> 如果患者处于病情稳定期，食欲也较好，那么饮食搭配可以更加多样化。早餐可以是一杯牛奶、一个水煮蛋、一片全麦面包搭配一些新鲜水果，保证了蛋白质、碳水化合物、维生素等多种营养物质的摄入；午餐可以是一份清蒸鱼、一份清炒时蔬、一碗糙米饭，做到荤素搭配、粗细结合；晚餐适量减少主食的量，增加蔬菜的比例，比如吃一份西红柿炒鸡蛋、一份清炒西蓝花，配上一小碗红薯粥，这样既能保证营养，又不会给胃肠和肝脏造成太大负担。

二、作息规律与适度运动

（一）作息规律

规律的作息对于慢性乙肝患者来说，就像是给身体的各项功能按下了"修复键"。早睡早起，保证充足的睡眠有着诸多积极

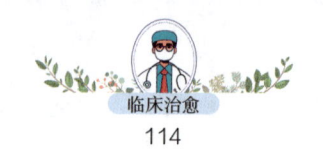

作用。

从肝脏修复的角度来看,夜晚是肝脏进行自我修复和排毒的重要时段。当我们进入睡眠状态时,身体的代谢活动相对减缓,肝脏能够集中精力进行肝细胞的修复再生、代谢废物的清除等工作。如果长期熬夜,肝脏得不到充分的休息,就会影响其修复功能,加重肝脏的损伤,不利于病情的恢复。

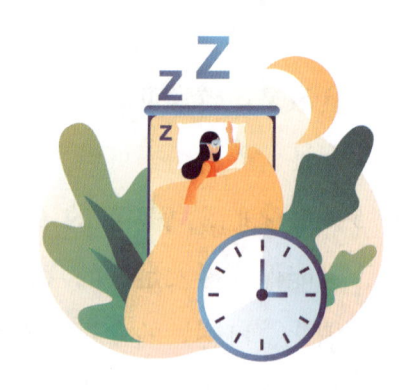

良好的睡眠对免疫系统的调节也至关重要。在睡眠过程中,身体会分泌一些免疫调节因子,帮助免疫系统更好地发挥作用,增强免疫细胞的活性,提高身体的抵抗力,使其能更有力地对抗乙肝病毒。相关医学研究表明,长期睡眠不足的人群更容易出现免疫力下降,感染疾病的风险也会显著增加,对于慢性乙肝患者而言,本身免疫系统就需要应对乙肝病毒的侵袭,保证充足睡眠就显得尤为重要了。

> 建议患者每天尽量在固定的时间上床睡觉和起床,养成良好的生物钟。一般成年人每天保证7~8小时的高质量睡眠为宜,这样能让身体处于一个良好的状态,更好地应对疾病。

(二)适度运动

适度运动是慢性乙肝患者生活管理中不可或缺的一部分,它

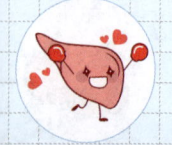

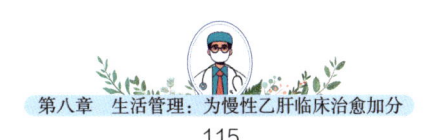

有助于增强体质、提高免疫力,为慢性乙肝临床治愈提供助力。不过,选择适合自己身体状况的运动方式很关键。

像散步就是一种非常适合大多数患者的有氧运动。它的运动强度相对较低,容易坚持,而且对场地要求不高,小区、公园等都可以进行。每天饭后半小时左右,出去散散步,既能促进胃肠蠕动,帮助消化,又能活动身体,增强心肺功能。

打太极拳也是不错的选择。它动作缓慢、柔和,讲究身心合一,在锻炼身体协调性、柔韧性的同时,还能起到调节呼吸、放松身心的作用,有助于缓解患者因为疾病而产生的心理压力,对身体的整体调节很有益处。

练瑜伽同样适合部分患者。通过各种体式的练习,可以伸展身体的各个部位,增强肌肉力量,改善身体的柔韧性。在练习过程中注重呼吸与动作的配合,能帮助放松身心,减轻焦虑情绪,提升身体的健康状态。

游泳也是一项全身性的有氧运动。如果身体条件允许,在有安全保障和卫生条件良好的游泳池进行游泳锻炼,对增强体质很有帮助。水的浮力可以减轻身体的重量对关节的压力,同时全身肌肉都能得到锻炼,提高身体的代谢水平和免疫力。

要提醒大家的是,无论选择哪种运动方式,都要避免过度劳累。运动强度和时间要根据自身的感觉来把握,一般以运动后感觉身体微微出汗、稍有疲劳感,但经过休息后很快就能恢复精力为宜。如果在运动过程中出现心慌、气短、头晕等不适症状,那就说明运动强度过大了,需要及时停下来休息,调整运动强度和时间。

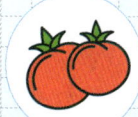

三、心理调适与社交支持

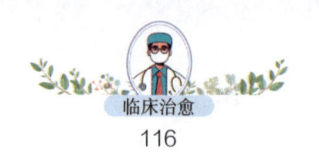

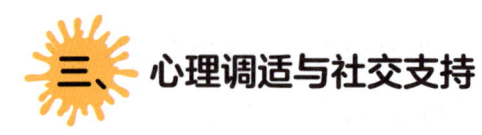

（一）心理调适

慢性乙肝患者往往容易出现一些心理问题，比如焦虑、抑郁情绪，以及自卑心理等。一方面，疾病本身带来的身体不适及对病情发展、治疗效果的担忧，容易让患者陷入焦虑和抑郁的情绪中；另一方面，社会上部分人对乙肝的误解，可能导致患者产生自卑心理，害怕被他人歧视，从而影响正常的生活和社交。

然而，我们要明白心理因素对疾病的治疗和康复有着不容忽视的影响。消极的情绪会影响免疫系统的正常功能，降低身体的抵抗力，不利于对抗乙肝病毒，甚至可能影响患者对治疗的依从性，导致治疗效果不佳。所以，患者要正确认识这些心理状态，积极面对疾病。

当出现不良情绪时，可以先尝试与家人、朋友倾诉沟通，把心里的烦恼、担忧说出来，家人和朋友的关心、支持和鼓励能给予我们很大的心理安慰，帮助缓解负面情绪。参加病友交流活动也是个很好的办法，在活动中，患者们有着相似的经历和感受，可以互相分享治疗经验、交流心得，从彼此身上获得力量，增强战胜疾病的信心。

如果心理问题比较严重，通过自身调节和身边人的帮助都难以缓解，那就要寻求专业心理咨询师的帮助了，他们有专业的知识和方法，能够帮助患者更好地应对心理困扰，调整心态，以更好的精神面貌投入疾病的治疗中。

（二）社交支持

社交支持对于慢性乙肝患者来说非常重要。千万不要因为患

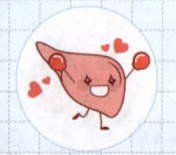

病就自我封闭，把自己与外界隔离开来。正常参与社交生活，不仅可以让患者感受到生活的乐趣，缓解心理压力，还有助于保持积极的心态，增强对生活的信心，这对促进病情的恢复有着积极作用。

同时，也呼吁社会大众消除对慢性乙肝患者的误解和歧视。乙肝病毒主要通过血液、母婴和性接触等途径传播，日常的生活接触，如一起吃饭、握手、拥抱等并不会传播乙肝病毒。我们应该共同营造一个包容、关爱的社会环境，让慢性乙肝患者感受到温暖和尊重，减轻他们的心理负担，使他们能够更安心地进行治疗，勇敢地追求临床治愈。

小结

慢性乙肝患者想实现临床治愈，生活管理很重要。这些生活管理的各个方面相互配合、协同作用，仿若为慢性乙肝患者搭建起一座通向临床治愈的桥梁。倘若患者能充分重视并认真落实生活管理的各个环节，必然能为临床治愈增添助力，加快战胜疾病的步伐，最终恢复健康的生活状态。

互动思考

在生活管理的各个方面，你认为哪一点对慢性乙肝患者实现临床治愈的帮助最大？你身边的慢性乙肝患者在生活管理方面做得怎么样，有哪些可以改进的地方？

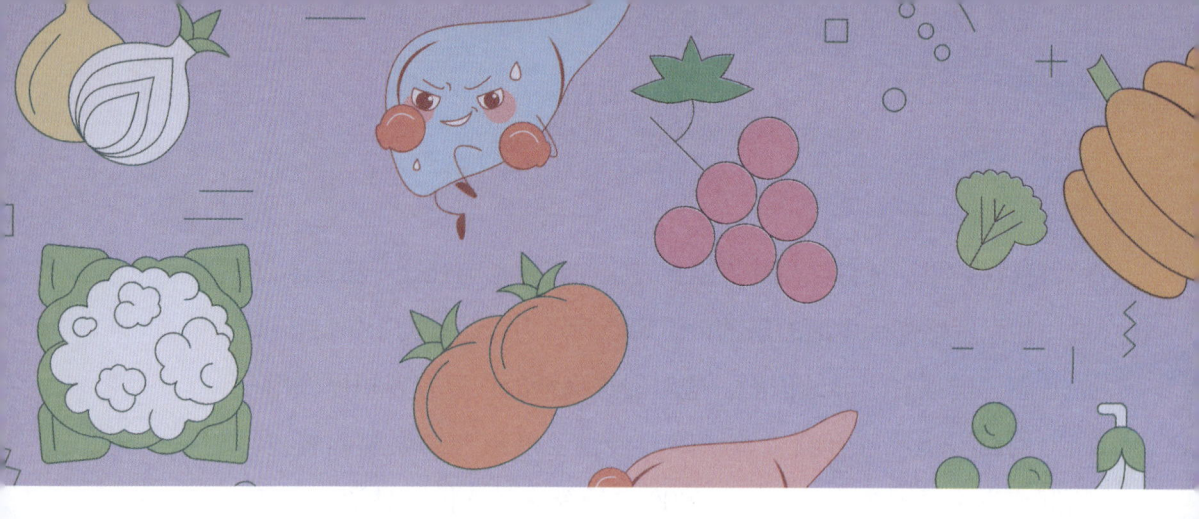

第九章 慢性乙肝临床治愈案例分享：点亮希望之光

内容提要

本章分享了多个慢性乙肝患者的临床治愈案例，涵盖不同年龄、病情和治疗经历的患者，如李先生、小张、王女士等。详细介绍了他们的基本情况、治疗过程、治疗前后心理变化及最终的治疗结果。通过这些真实案例，展现了不同患者在面对慢性乙肝时的坚持与努力，以及联合干扰素的治疗的有效性和可行性。

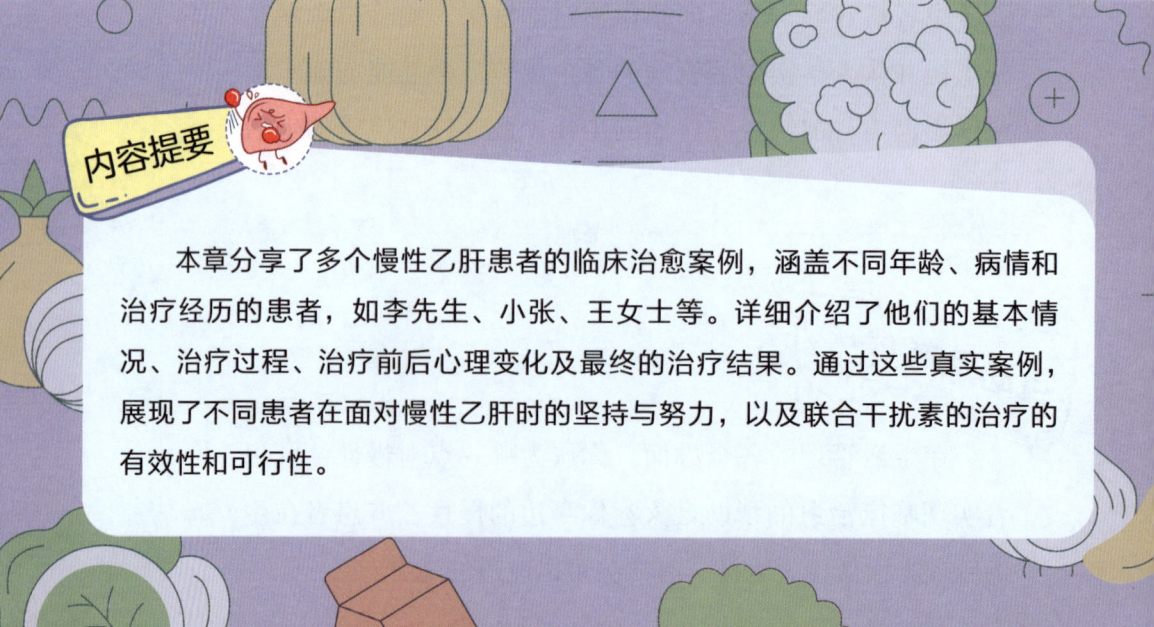

第九章 慢性乙肝临床治愈案例分享：点亮希望之光

在慢性乙肝的治疗领域中，临床治愈是众多患者梦寐以求的目标。干扰素在其中扮演着重要的角色，尤其是在联合其他治疗手段时，为许多患者带来了新的希望。以下这些真实案例将为你展现不同患者在面对慢性乙肝时的经历与坚持，以及他们如何通过联合干扰素的治疗走向康复之路。

案例一： 坚持联合治疗，终迎健康曙光

▶ **患者基本情况**：李先生，45 岁，从事销售工作，经常在外奔波应酬。在一次公司组织的全面体检中，被查出患有慢性乙肝。此后，他时常感到身体极度乏力，即使经过一夜休息，第二天仍疲惫不堪，食欲严重减退，看到以往爱吃的食物也毫无兴趣，脸色逐渐变得蜡黄暗沉。进一步详细检查显示，他的 HBsAg 呈阳性，HBeAg 同样为阳性，病毒载量高达 2.0×10^7 IU/mL，肝功能指标 ALT 达到 120 U/L，AST 为 80 U/L，肝硬度值远超正常范围，已处于肝纤维化阶段，这表明他的肝脏已遭受较为严重的损害。

▶ **治疗过程**：起初，李先生按照医生的建议开始服用恩替卡韦进行抗病毒治疗。他每天晚上都会在睡前严格按照医嘱空腹服用 0.5 mg 的恩替卡韦，并且确保服药前后至少空腹 2 个小时，不敢有丝毫懈怠。经过一段时间的持续治疗，乙肝病毒复制得到了一定程度的抑制，HBV DNA 降至检测下限以下，但 HBeAg 转阴却困难重重。医生经过对李先生各项指标的全面评估，认为李先生适合联合聚乙二醇干扰素进行治疗。在注射第一针聚乙二醇干

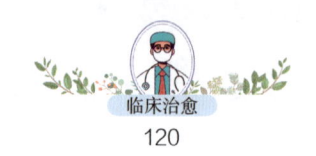

扰素治疗时，李先生出现了较为明显的流感样症状。在注射聚乙二醇干扰素后的几个小时内，他就开始发热，体温有时能飙升到38.5℃左右，同时还伴有剧烈的头痛，仿佛脑袋被紧箍咒紧紧箍住一般，全身肌肉酸痛难忍，每动一下都感觉十分吃力，整个人变得异常虚弱。但李先生并没有被这些症状吓倒，他在医生的悉心指导下，在注射第二针聚乙二醇干扰素前预防性地服用了对乙酰氨基酚，未再出现上述症状。同时，他每天坚持饮用至少2 000 mL的水，分多次少量饮用，以此促进身体代谢，帮助排出炎性物质。并且，他尽可能地多休息，让身体有充足的时间去适应干扰素带来的免疫激活反应。在治疗期间，他风雨无阻地每周按时前往医院注射聚乙二醇干扰素（因为自己注射下不了手），同时定期复查各项指标，密切关注病情的每一丝变化。

▶ **治疗前后心理变化**：治疗前，李先生得知自己患有慢性乙肝且病情较为严重时，内心充满了恐惧和焦虑，担心自己的健康状况会持续恶化，影响工作和家庭。在治疗过程中，面对干扰素的副作用，他也有过动摇和沮丧，但在家人和医生的鼓励下，他逐渐坚定了治疗的信心。当治疗取得初步成效，病毒载量下降时，他看到了希望，变得更加积极乐观。最终实现临床治愈后，他的心态发生了巨大的转变，充满了对生活的感恩和对未来的期待，还经常利用业余时间向身边的人宣传慢性乙肝防治知识，希望能帮助更多的人。

▶ **治疗结果**：经过长达一年半的联合治疗，李先生终于迎来了期待已久的好消息。他不仅HBeAg成功转阴，而且HBsAg也意外转阴，此外，肝硬度值也接近正常水平。李先生欣喜若狂，他激动地说自己仿佛获得了重生，身体的乏力和食欲缺乏症状完

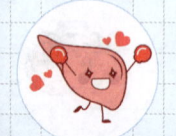

全消失了，如今又能精力充沛地投入工作和生活中。他对未来充满了信心，也更加珍惜这来之不易的健康。

案例二： 年轻优势与积极治疗共促康复

▶ **患者基本情况**：小张，28岁，是一名充满活力的程序员。在公司年度体检时，意外查出慢性乙肝。他平时身体较为健壮，只是偶尔会感觉有些容易疲劳，但并未引起他的重视。检查结果显示，他的HBsAg呈低水平阳性，HBeAg阴性，病毒载量为1.6×10^2 IU/mL，肝功能轻度异常，ALT为60 U/L，AST为45 U/L。

▶ **治疗过程**：医生考虑到小张年轻，身体功能处于良好状态，且病毒载量相对较低，于是果断选用聚乙二醇干扰素进行治疗。在治疗过程中，小张严格遵循医嘱，每周都会在固定的时间注射聚乙二醇干扰素。同时，他积极调整自己的生活方式，每天早上都会提前半小时起床，到附近的公园慢跑半小时，呼吸新鲜空气，锻炼心肺功能。在饮食方面，他特别注重营养均衡、荤素搭配，早餐会准备鸡蛋、牛奶、全麦面包和水果，午餐和晚餐会确保有适量的瘦肉、鱼类、新鲜蔬菜，保证摄入充足的维生素和蛋白质。而且，他坚决摒弃了熬夜和饮酒等不良习惯，每天晚上十点半之前必定入睡，保证充足的睡眠。

▶ **治疗前后心理变化**：在刚得知患病时，小张有些不知所措，但他很快调整好了心态，认为自己年轻，一定能够战胜疾病。在治疗过程中，他始终保持积极的态度，即使出现一些轻微的副作用，也没有影响他的信心。随着治疗的推进，看到各项指标逐渐好转，他更加坚定了自己的信念，坚信自己能够实现临床

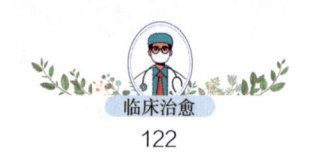

治愈。在实现临床治愈后,他感到无比轻松和自豪,也更加注重保持健康的生活方式,希望激励其他慢性乙肝患者寻求治疗。

▶ **治疗结果**:经过半年的规范治疗,小张的 HBsAg 转阴,肝功能各项指标恢复正常,成功实现临床治愈。小张感慨万分,他兴奋地说:"我能这么快实现临床治愈真的很幸运,年轻确实是优势,但更离不开医生您的专业指导和我自身的坚持。这次经历让我深刻认识到健康的重要性,以后一定会更加珍惜健康生活,也希望其他慢性乙肝患者不要放弃希望,积极配合治疗。"

案例三: 干扰素助力血清学转换与临床治愈

▶ **患者基本情况**:王女士,35 岁,是一位全职妈妈。她患慢性乙肝已有一段时间,经常感到右上腹隐隐作痛,精神状态也不佳,总是显得无精打采。检查发现她的 HBeAg 呈阳性;病毒载量较高,达 5.3×10^6 IU/mL;肝功能异常,ALT 为 150 U/L,AST 为 100 U/L,并且她还有乙肝家族史,这让她内心十分担忧。

▶ **治疗过程**:一开始,王女士使用富马酸丙酚替诺福韦进行治疗,经过一段时间后,虽然病毒载量下降显著,但 HBeAg 依然呈阳性,治疗效果不太理想。在医生的专业建议下,她换用聚乙二醇干扰素治疗,并密切监测各项指标。在治疗过程中,王女士出现了白细胞减少的情况,身体抵抗力明显下降,频繁感冒。医生及时调整治疗方案,给她开了升白细胞药物——重组人粒细胞集落刺激因子,刺激骨髓造血干细胞加速分化生成白细胞,并适当减少聚乙二醇干扰素剂量。同时,王女士积极配合治疗,在饮食上增加营养摄入,多吃富含蛋白质的食物,如瘦肉、鱼类、

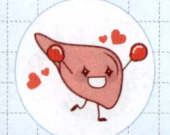

蛋类等，还保持良好的心态，经常和家人、朋友聊天，缓解心理压力。

▶ **治疗前后心理变化**：患病初期，王女士因为家族病史和自身症状，心理负担很重，对治疗效果也缺乏信心。在使用聚乙二醇干扰素治疗出现副作用后，她曾一度陷入焦虑和恐惧之中，担心病情会进一步恶化，但在医生和家人的耐心开导下，她逐渐鼓起勇气，积极面对治疗。当出现 HBeAg 血清学转换时，她看到了希望的曙光，信心大增，更加主动地配合后续治疗，期待最终的临床治愈。

▶ **治疗结果**：在治疗 9 个月后，王女士出现了 HBeAg 转阴且抗-HBe 转阳，这让她看到了希望的曙光。在继续治疗一段时间后，她的 HBsAg 也成功转阴，实现临床治愈。她的肝功能恢复正常，右上腹隐痛消失，精神状态焕然一新，家人也为她感到无比高兴。她表示以后会积极向身边的慢性乙肝患者宣传正确的治疗观念，让更多人受益。

案例四： 综合治疗逆转肝纤维化，重获健康肝脏

▶ **患者基本情况**：赵先生，50 岁，是一位企业老板，由于工作原因，经常需要参加各种应酬，有长期饮酒史。他患慢性乙肝多年，近期感觉腹部胀满不适，十分难受。检查发现他的肝硬度值提示中度肝纤维化；HBsAg 阳性；病毒载量中等，为 3.9×10^5 IU/mL；肝功能异常，ALT 为 130 U/L，AST 为 90 U/L。

▶ **治疗过程**：医生根据赵先生的具体情况，制订了一套全面的综合治疗方案。首先，要求他必须戒酒，这是治疗的关键第一

步。然后，采用艾米替诺福韦进行抗病毒治疗，同时配合抗纤维化药物。在生活管理方面，医生指导赵先生合理饮食，增加膳食纤维的摄入，多吃蔬菜、水果、全谷物等，控制脂肪和糖分的摄入，少吃油炸食品和甜食。在作息上，医生要求赵先生规律作息，每天晚上早睡，保证充足的睡眠。在运动方面，医生建议赵先生适度散步，每天晚饭后在小区里散步半小时到一小时。在治疗过程中，医生定期复查赵先生的肝功能、肝硬度值和病毒载量等各项指标，根据病情变化及时调整用药。此外，考虑到赵先生的病情，在治疗一段时间后，医生决定联合聚乙二醇干扰素进行治疗，进一步增强抗病毒和免疫调节效果。在使用聚乙二醇干扰素过程中，赵先生出现了一些类似流感的症状和轻度的骨髓抑制现象，医生通过调整聚乙二醇干扰素剂量、给予对症药物等方式帮助赵先生缓解症状，并密切监测赵先生的身体反应。

▶ **治疗前后心理变化**：赵先生在得知自己患有肝纤维化且慢性乙肝病情复杂时，非常懊悔自己之前有不良生活习惯，同时对治疗充满担忧，害怕无法逆转病情。在综合治疗过程中，他逐渐认识到健康生活方式的重要性，积极配合完成各项治疗措施。当看到肝硬度值逐渐下降和肝功能指标改善时，他的信心逐渐增强，

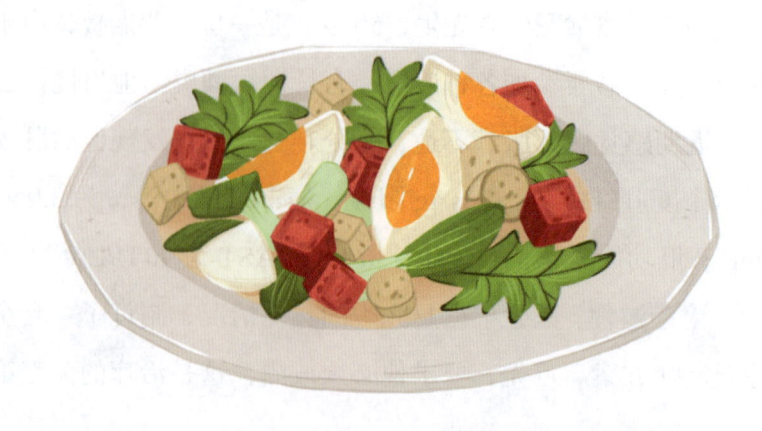

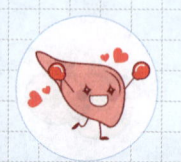

对临床治愈充满了期待。最终在实现临床治愈后，他深感健康的珍贵，决心彻底改变不良生活方式，成为健康生活的倡导者。

▶ **治疗结果**：经过 2 年的持续治疗和生活调理，赵先生的肝功能恢复正常，肝硬度值明显下降，HBV DNA 检测不到，HBsAg 转阴，实现临床治愈。赵先生非常激动，他感慨地说："真没想到坚持治疗和改变生活方式能让病情有这么大的改善。以后我一定把酒戒了，保持健康的生活方式，也希望其他患者能借鉴我的经验。"

案例五：初治联合干扰素，开启健康新征程

▶ **患者基本情况**：小刘，22 岁，是一名大学生，在大学入学体检时发现慢性乙肝，属于初治患者。他身体一向比较健壮，平时没有明显的症状，只是在剧烈运动后会感觉比其他同学更容易疲劳。检查显示他的 HBsAg 阳性，HBeAg 阳性，病毒载量高达 8.8×10^7 IU/mL，但身体没有其他并发症，肝功能轻度受损，ALT 为 70 U/L，AST 为 50 U/L。

▶ **治疗过程**：医生根据小刘的具体情况，为他制订了个体化的联合治疗方案，选用富马酸丙酚替诺福韦和聚乙二醇干扰素进行联合治疗。富马酸丙酚替诺福韦每天随餐服用 25 mg，聚乙二醇干扰素每周按时皮下注射。小刘积极配合治疗，按时服药和注射聚乙二醇干扰素。他还保持乐观的心态，积极参加学校的各种社团活动和体育比赛，和同学们一起打球、跑步，增强体质。同时，他严格避免熬夜、吸烟和饮酒等不良生活习惯，宿舍里的同学们也都很支持他，一起营造健康的生活环境。在治疗过程中，

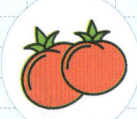

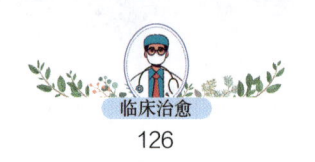

小刘出现了一些干扰素的副作用，如发热、乏力等，但他在医生的指导下，通过适当休息和对症处理，逐渐适应了治疗。

▶ **治疗前后心理变化**：刚被查出慢性乙肝时，小刘有些担心会影响自己的大学生活和未来发展，但在医生的解释和鼓励下，他决定积极面对。在治疗过程中，尽管有副作用，但他始终乐观面对。随着治疗的进行，看到指标逐渐好转，他更加坚定了信心，期待早日实现临床治愈回归正常生活。在实现临床治愈后，他充满活力，对未来充满希望，还积极向同学们宣传慢性乙肝防治知识。

▶ **治疗结果**：经过三年半的治疗，小刘的 HBsAg 滴度持续下降，最终转阴，同时抗-HBs 出现，实现临床治愈。小刘顺利完成学业，开启了健康的新生活。他说："很感谢医生的专业治疗，让我能在大学期间就临床治愈慢性乙肝，没有影响我的未来。我也希望其他慢性乙肝患者能像我一样积极治疗，不要被疾病打败。"

案例六： 经治调整联合治疗方案，攻克慢性乙肝难题

▶ **患者基本情况**：孙女士，40 岁，是一名教师。她之前接受过恩替卡韦治疗，但不幸出现了乙肝病毒耐药，病情出现反复。近期，她感到身体乏力，皮肤和巩膜也出现了黄染，这让她十分担心。检查发现她的病毒载量升高至 6.7×10^6 IU/mL，肝功能指标 ALT 为 200 U/L，AST 为 150 U/L。

▶ **治疗过程**：医生对孙女士进行了乙肝病毒耐药基因检测，详细了解乙肝病毒变异情况后，决定调整治疗方案，采用富马酸丙酚替诺福韦和聚乙二醇干扰素联合治疗。富马酸丙酚替诺福韦

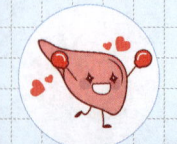

每天服用 25 mg，聚乙二醇干扰素每周皮下注射一次。在治疗过程中，医生加强了对她肝功能的保护和监测，同时孙女士也积极配合治疗。她调整了自己的饮食结构，增加了蛋白质、维生素和矿物质的摄入，多吃瘦肉、鱼类、新鲜蔬菜和水果。并且，她保证每天有足够的休息时间，不再过度劳累。在使用聚乙二醇干扰素期间，孙女士出现了一些精神方面的症状，如焦虑和失眠，医生及时给予心理疏导和相应的药物治疗，帮助她缓解症状，确保治疗能够顺利进行。

▶ **治疗前后心理变化**：在出现乙肝病毒耐药和病情反复后，孙女士心理压力巨大，对治疗几乎失去了信心，甚至产生了放弃的念头。在医生的耐心劝说和鼓励下，她决定尝试新的治疗方案。在治疗过程中，精神方面的症状又给她带来了很大的困扰，但在医生的帮助下，她逐渐调整心态，积极应对。当治疗取得效果，乙肝病毒复制得到控制时，她重新燃起了希望，更加坚定地配合治疗，期待最终的临床治愈。

▶ **治疗结果**：孙女士经过两年多的治疗，乙肝病毒复制得到有效控制，肝功能恢复正常，HBsAg 逐渐下降并最终转阴，抗-HBs 转阳，成功实现临床治愈。孙女士非常开心，她表示以后会更加关注自己的健康，定期进行体检，也希望其他经治患者不要因为乙肝病毒耐药而放弃治疗，要积极与医生沟通，寻找合适的治疗方案。

案例七： 联合治疗让低病毒载量者顺利走向康复

▶ **患者基本情况**：陈先生，30 岁，是一名设计师，在一次体

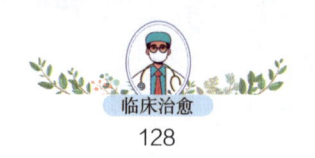

检中被查出患有慢性乙肝。他平时没有明显的不适症状，工作和生活都没有受到太大影响。检查显示他的 HBsAg 阳性，HBeAg 阴性，病毒载量为 2.8×10^3 IU/mL，肝功能基本正常，身体状况良好。

▶ **治疗过程**：医生根据陈先生的病情，选择聚乙二醇干扰素进行治疗。同时，医生建议他保持良好的生活习惯，在饮食方面，要均衡饮食，多吃蔬菜、水果、瘦肉、鱼类等富含营养的食物，避免食用辛辣、油腻食物，减轻肝脏负担。在作息上，要规律作息，每天保证 8 小时的睡眠。在运动方面，适合进行一些适度的运动，如散步、练瑜伽等。陈先生严格按照医生的要求执行，积极面对治疗，每周按时注射聚乙二醇干扰素，并且定期复查各项指标，关注病情变化。在治疗过程中，陈先生也出现了一些轻微的副作用，如注射部位的红肿和疼痛，但在医生的指导下，通过局部护理和适当调整注射部位，症状得到了缓解。

▶ **治疗前后心理变化**：在得知患病后，陈先生虽然表面上比较平静，但内心还是有些担忧。在治疗过程中，他积极调整心态，认为只要按照医生的要求做，就一定能实现临床治愈。当出现副作用时，他也没有惊慌，而是及时向医生咨询解决办法。随着治疗的推进，看到各项指标稳定，他对临床治愈充满信心，在治疗后更是充满了对健康生活的期待。

▶ **治疗结果**：在治疗 8 个月后，陈先生的 HBV DNA 持续低于检测下限，肝功能稳定正常，HBsAg 转阴，达到临床治愈标准。陈先生非常感激医生，他说："很感谢医生的专业治疗，让我能这么顺利地康复。以后我会继续保持健康的生活方式，也希望其他慢性乙肝患者能像我一样积极治疗，早日康复。"

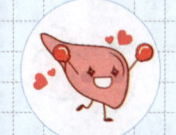

案例八：老年慢性乙肝患者的康复奇迹

▶ **患者基本情况**：张大爷，60岁，已退休在家。他在一次社区免费体检中被查出患有慢性乙肝。平时他感觉身体较为虚弱，容易疲倦，偶尔还会出现右上腹隐痛。检查发现他的HBsAg阳性，HBeAg阴性；病毒载量为2.4×10^2 IU/mL；肝功能指标ALT为75 U/L，AST为55 U/L；肝硬度值也有所升高，处于轻度肝纤维化阶段。

▶ **治疗过程**：鉴于张大爷的病情，医生为他制订了联合治疗方案，采用恩替卡韦和聚乙二醇干扰素联合治疗。恩替卡韦每天定时服用，聚乙二醇干扰素则每周进行皮下注射。在治疗初期，张大爷对聚乙二醇干扰素的注射有些担忧，但在家人的鼓励下还是积极配合。在治疗过程中，他出现了较为明显的骨髓抑制现象，白细胞和血小板数量下降，身体抵抗力变差，经常出现一些小感冒。医生密切关注他的血常规指标，及时调整聚乙二醇干扰素剂量，并给予升白细胞和血小板的药物进行辅助治疗。同时，张大爷在饮食上更加注重营养均衡，增加了富含蛋白质、维生素和铁元素的食物摄入，如瘦肉、鱼类、新鲜蔬果和红枣等，以帮助提升血细胞数量。在生活方面，他也保持规律的作息，每天早睡早起，保证充足的睡眠，并在身体允许的情况下，在小区内进行适量的散步活动，增强体质。

▶ **治疗前后心理变化**：在刚得知患病时，张大爷有些沮丧，觉得自己年纪大了，担心无法承受治疗过程。但在家人和医生的耐心解释与鼓励下，他决定积极尝试治疗。在治疗出现副作用时，他又陷入了焦虑，害怕病情加重。然而，随着医生对副作用

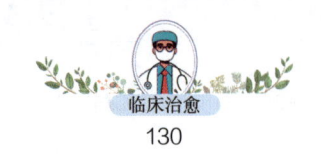

的有效控制和病情的逐渐稳定，他的心态逐渐好转，开始对治疗充满希望，积极配合每一个治疗环节，期待能够恢复健康。

▶ **治疗结果**：经过近两年的坚持治疗和精心调养，张大爷的 HBsAg 成功转阴，肝硬度值也接近正常水平。他的身体状况明显改善，不再感到疲倦和腹痛，精神状态也焕然一新。张大爷激动地说："真没想到我这把老骨头还能战胜慢性乙肝，多亏了医生和家人的支持，我又能好好享受退休生活了！"他也成为周围老年朋友的健康榜样，鼓舞大家积极面对疾病。

互动思考

这些临床治愈案例，哪个给你留下的印象最深刻？从他们的经历中，你得到了哪些启示？如果你是慢性乙肝患者，你会从这些案例中借鉴哪些经验？

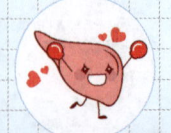

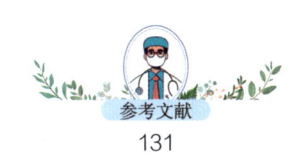

参考文献

[1]陈词.陈恩强：需要重视乙肝患者抗病毒治疗的依从性问题[J].肝博士，2023，5：7-9.

[2]陈恩强，唐红.一种有前途的新型HBV血清标志物——HBcrAg[J].临床肝胆病杂志，2019，35（10）：2159-2162.

[3]丁洋，窦晓光.你是乙肝临床治愈的优势人群吗？——乙肝临床治愈的优势人群如何识别[J].肝博士，2025，1：4-6.

[4]宋承润，李宇靖，李兰清，等.恩替卡韦或富马酸丙酚替诺福韦治疗出现低病毒血症的患者可换用艾米替诺福韦进行挽救治疗[J].中华肝脏病杂志，2024，32（S1）：14-18.

[5]唐红，陈恩强.慢性乙型肝炎联合抗病毒治疗存在的问题和局限性[J].中华肝脏病杂志，2011，19（2）：82-83.

[6]庄辉.慢性乙型肝炎功能性治愈不是梦[J].临床肝胆病杂志，2025，41（1）：2-6.

[7]高媛娇，曹卫华，李明慧.探索慢性乙型肝炎临床治愈之路：全病程管理"密码"（地坛经验）[J].肝博士，2025，1：17-19.

[8]程书权.治愈乙肝先要详细筛查和评估，摸清"家底"[J].肝博士，2024，6：24-25.

[9]高兴雪，李俊峰.实现慢性乙型肝炎临床治愈的治疗策略[J].兰州大学学报（医学版），2024，50（2）：66-72.

[10]靳慧鸣，尚佳.鼓励乙肝优势患者追求临床治愈[J].肝博士，2023，4：1.

[11]朱敏，李彩玲.乙肝抗病毒治疗，擅自停药危害多[J].家庭医药（快乐养生），2025（6）：48-49.

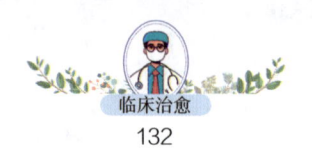

［12］聂青和．长效干扰素治疗慢性乙型肝炎如何追求更高的临床治愈率？［J］．肝博士，2024，5：13-15．

［13］WANG F D，ZHOU J，LI L Q，et al.Serum Pregenomic RNA Combined With Hepatitis B Core-Related Antigen Helps Predict the Risk of Virological Relapse After Discontinuation of Nucleos（t）ide Analogs in Patients With Chronic Hepatitis B［J］.Front Microbiol，2022，13：1-9.

［14］LI Y J，WANG F D，ZHOU J，et al.Optimal Treatment Based on Interferon No Longer Makes Clinical Cure of Chronic Hepatitis B Far Away：An Evidence-Based Review on Emerging Clinical Data［J］.Clin Pharmacol Ther，2024，116（2）：295-303.

［15］CHEN E Q，WANG M L，TAO Y C，et al.Serum HBcrAg is better than HBV RNA and HBsAg in reflecting intrahepatic covalently closed circular DNA［J］.J Viral Hepat，2019，26（5）：586-595.

［16］唐瑶，秦波．聚乙二醇干扰素治疗慢性乙型病毒性肝炎疗效预测指标的研究进展［J］．中国感染与化疗杂志，2025，25（2）：218-223．

［17］HU P，SHANG J，ZHANG W H，et al.HBsAg Loss with Peg-interferon Alfa-2a in Hepatitis B Patients with Partial Response to Nucleos（t）ide Analog：New Switch Study［J］.J Clin Transl Hepatol，2018，6（1）：25-34.

［18］中华医学会肝病学分会，中华医学会感染病学分会．慢性乙型肝炎防治指南（2022年版）［S］．传染病信息，2023，36（1）：1-17．

［19］张美玲．任万华．慢性乙肝最新防治指南（2022版）重要因素解析［J］．肝博士，2024，6：7-8．

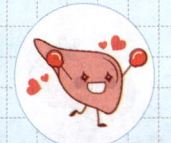

结语

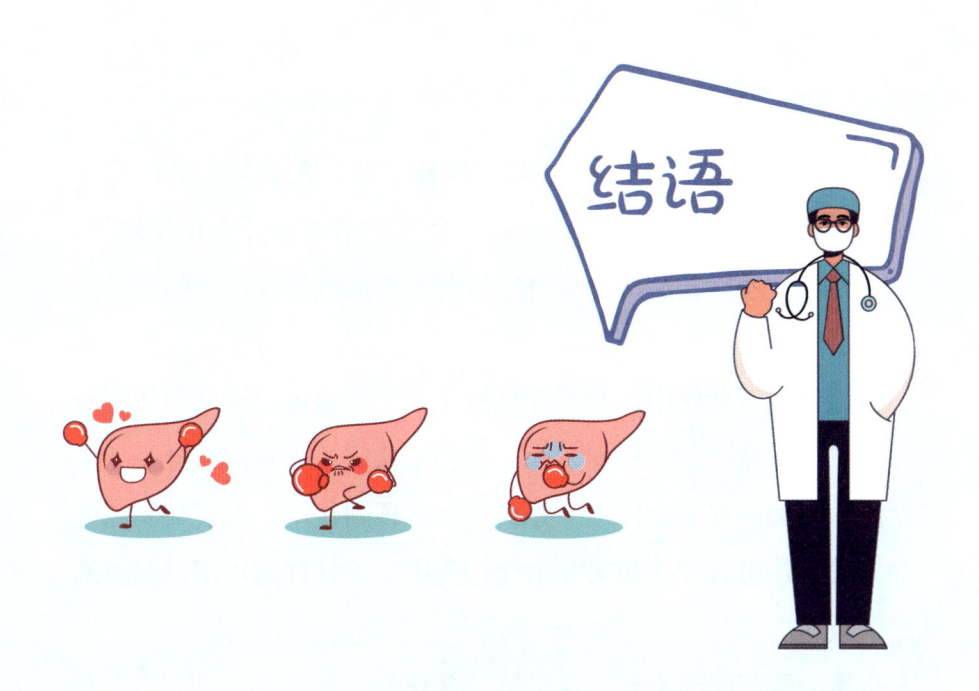

在这本书中，我们一同深入探索了慢性乙肝的诸多方面，现在让我们简要回顾一下重点内容，再次明晰慢性乙肝临床治愈不仅是可行的，更是意义重大的目标。

首先，我们了解了慢性乙肝这一疾病本身，它是由乙肝病毒持续感染引起，长期存在可能会对肝脏造成渐进性的损害，影响肝脏正常功能，进而威胁到整体的身体健康。而慢性乙肝临床治愈有着明确的定义与标准，例如实现 HBsAg 转阴，伴或不伴抗 -HBs 出现，且 HBV DNA 定量低于检测下限等，达成这些指标意味着患者可以在很大程度上摆脱慢性乙肝的困扰，回归正常生活。

在治疗手段方面，我们介绍了核苷（酸）类似物和干扰素这两类常用药物。核苷（酸）类似物能够有效抑制乙肝病毒复制，不同药物有着各自的服用特点、剂量要求及需要关注的注意事项；干扰素则有着独特的抗病毒、免疫调节及抗纤维化作用等，虽然存在一些副作用，但在特定情况下对实现慢性乙肝临床治愈有着重要作用。

说到应对副作用，我们详细阐述了干扰素可能带来的如流感样症状、骨髓抑制、精神方面症状、甲状腺功能异常及自身免疫性疾病相关表现等副作用，并针对每一种副作用给出了具体的应对方法，让患者知晓如何在治疗过程中妥善处理副作用，保障治疗的顺利进行。

生活管理同样不容忽视。通过合理的饮食调养，保证均衡营养摄入，控制不良饮食因素；规律作息，保证充足睡眠让肝脏更好修复；适度运动，增强体质；做好心理调适，积极面对疾病、融入社交生活等，全方位为慢性乙肝临床治愈加分。

在此，想鼓励每一位慢性乙肝患者，一定要树立积极治疗的信心。要相信只要遵循科学的治疗方案，合理安排生活，并且与医生保持密切配合，慢性乙肝临床治愈这个目标是完全可以实现的。虽然目前在治疗过程中或许会面临一些挑战，但请不要气馁，要始终怀揣希望，一步一个脚印地朝着健康迈进。

展望未来，慢性乙肝治疗领域充满无限可能。随着医学科研的不断进步，相信会有更多新的治疗方法涌现出来，可能是基于更前沿的基因编辑技术，精准地靶向乙肝病毒，从根源上将其清除；也可能会研发出效果更佳、副作用更小的新型药物，为患者提供更多优质的治疗选择。同时，检测手段也有望变得更加精准、便捷，能够更早、更准确地监测病情变化，使医生可以为患者制订出更加个体化、高效的治疗方案。

结语

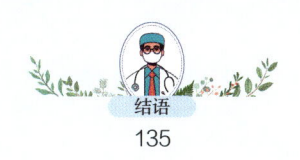

　　我们非常重视各位读者的感受与想法，如果你对本书的内容有任何反馈意见，或者愿意分享自己的故事、提出疑问，欢迎通过电子邮箱 chenenqiang@scu.edu.cn 或者关注微信公众号"华西陈恩强"与我们互动交流。你的每一条消息对我们都很重要，我们期待能与你共同在对抗慢性乙肝的道路上探索、前行，一起见证更多临床治愈的美好时刻。

　　愿每一位慢性乙肝患者都能早日战胜疾病，拥抱健康、美好的生活！

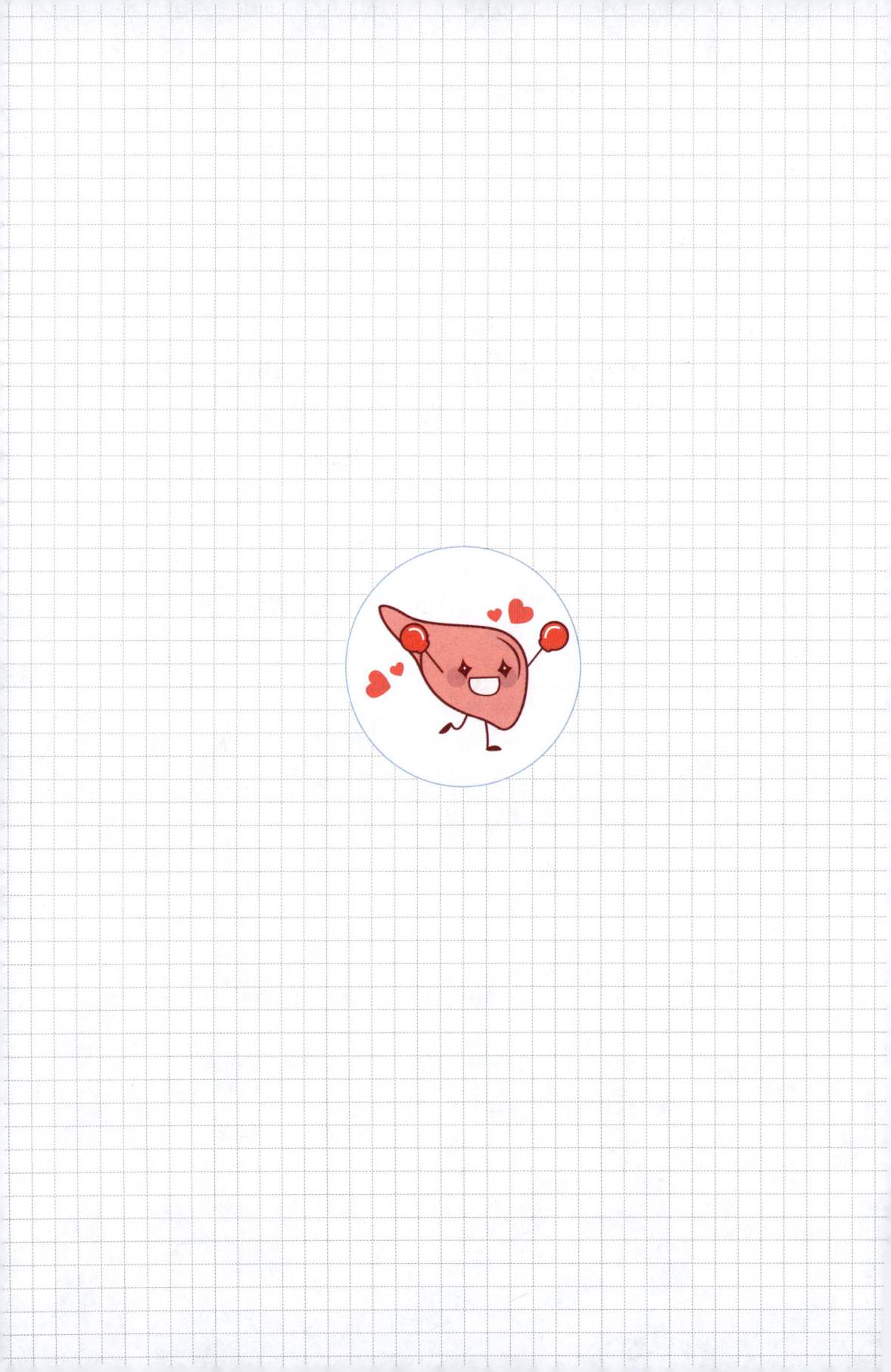